金牌月嫂 教你 远离月子病

张素英 主编

中国轻工业出版社

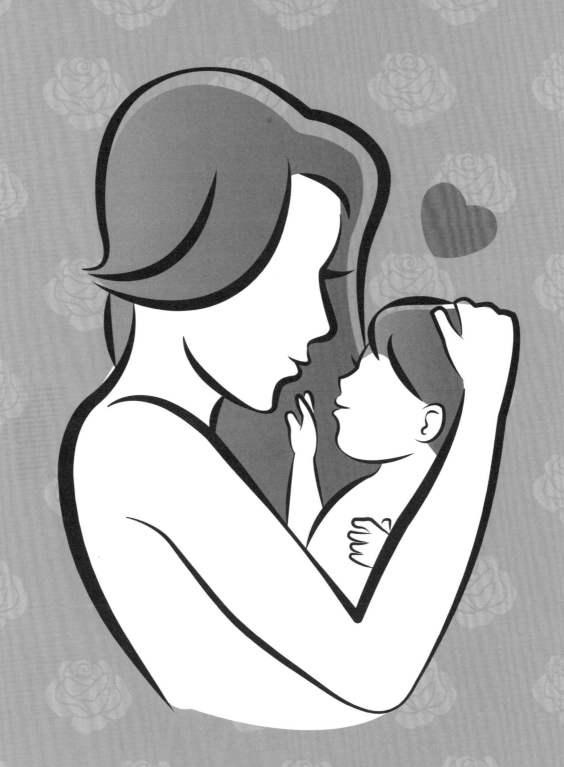

编辑导读

"月子病都是些什么病？"

"为什么会得月子病？"

"怎么预防产后腰酸、腰痛的毛病？"

"产后容易出现的月子病及护理重点都是什么？"

"月子中刷牙会落下牙痛的毛病，是真的吗？"

……

经过漫长的孕期和艰辛的分娩，新妈妈终于见到了亲爱的宝宝。不过，在满心欢喜地照顾宝宝的同时，别忘了，新妈妈自己的身体也需要悉心照顾。如果月子期间护理得不好，很容易落下腰酸、头痛、怕冷、关节痛、全身无力等各种烦人的小毛病。但坐月子真的那么麻烦吗？月子病真的有那么可怕吗？

新妈妈别担心，拥有 12 年母婴护理经验的金牌月嫂张素英就分娩后产妇的身体情况、易患的月子病、月子期间应注意的护理方式进行了详细的介绍。开篇就告诉新妈妈常见的月子病都有什么，让新妈妈了解发病的原因、预防及正确的处理措施，从而彻底远离月子病。

本书还根据产后新妈妈身体恢复规律，适时地给出产后第 1 天及此后 6 周的护理、饮食指导，让新妈妈轻轻松松调养好身体。新妈妈想知道的、该知道的问题，金牌月嫂都会做出详细解答，一本书，助新妈妈轻松调养身体、远离月子病、开启幸福新生活！

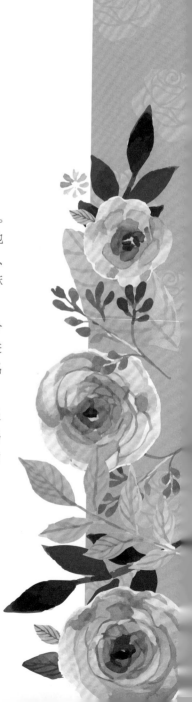

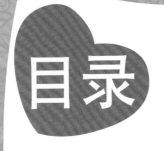

目录

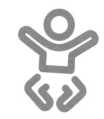

这十大月子病，
不注意后悔一辈子

产后 24 小时

加强护理，不让月子病有机可乘

产后第1周
排瘀排毒不落病

产后第 2 周
补气补血，抵御寒邪

产后第 3 周
适度催乳，远离乳房不适

产后第 4 周
提高免疫力，不留月子病

产后第5周
小心累出月子病

产后第6周
坚持好习惯，彻底摆脱月子病

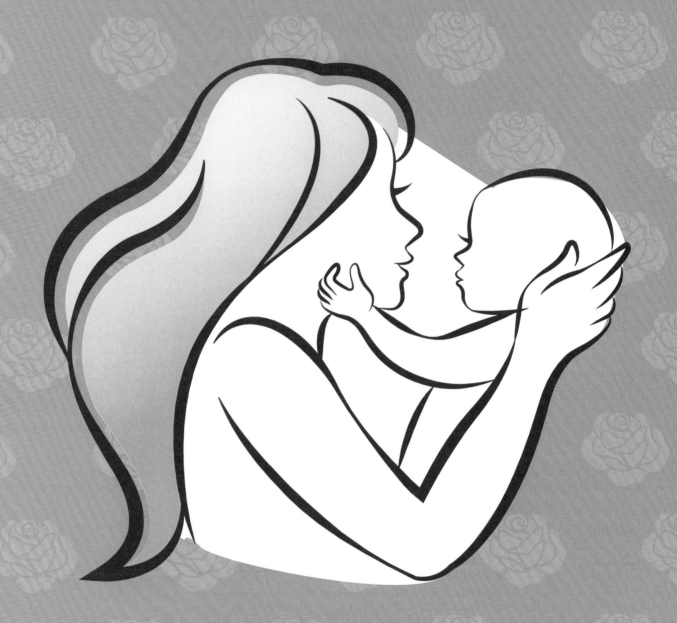

这十大月子病，
不注意后悔一辈子

新妈妈坐月子的时间一般为 6 周，这段时间虽短，但是很重要。如果护理不好，很容易落下月子病，影响新妈妈一生的健康和幸福。所以，新妈妈要学会科学地坐月子，了解常见月子病的引发原因，并且积极做好预防。

产后腰酸、腰痛

新妈妈出现产后腰酸、腰痛是较为普遍的现象，不要过度担心，及早预防、调理可以有效避免、缓解酸痛情况。

产后腰痛的原因

产后有不少新妈妈都会出现腰酸、腰痛、腰部怕冷等问题，主要原因有以下三点：

1. 孕期、分娩中腹部承受压力过大

孕期中日渐增大的子宫和分娩时过度用力，都会使腰部承受较大压力，韧带、腰肌容易因此受损，造成产后出现腰酸背痛的情况。

2. 哺乳使钙流失

宝宝不仅在胎儿时期会从妈妈体内获取大量钙，在出生后的一段时间里，也要通过母乳吸收足够的钙，以保证骨骼发育。对于哺乳新妈妈来说，体内的钙更容易流失，导致腰部酸痛无力、怕凉。因此，哺乳新妈妈要格外注意补钙。

3. 产后疲劳或活动过少

有些新妈妈产后休息不够，经常久站、久坐、久蹲，使身体过于疲劳，引发腰肌损伤。而另外一些新妈妈则总是躺在床上休养，不进行适度的锻炼，致使腰部肌肉松弛、腰腹部脂肪堆积，加重腰部肌肉的压力，也容易造成腰部酸痛。

预防和调理措施

根据引发产后腰痛的原因，新妈妈注意做到以下几点，可有效预防和调理产后腰酸、腰痛情况。

1. 重视产前预防

在孕期合理控制体重增长，分娩过程中配合医生用力，避免给腰部肌肉、韧带造成损伤。

2. 及时补钙

分娩后，哺乳新妈妈应注意及时补钙，以补充母乳喂养过程中流失的钙质，可以多喝牛奶、吃芝麻等富含钙质的食物，或吃富含维生素D的食物，如蛋黄、海鱼等，也要注意晒太阳以促进钙的吸收。

3. 适度锻炼

在月子中，尽管不能进行跑步、快走等剧烈运动，但新妈妈也要适度锻炼，尽早下床活动，同时也要避免久站、久坐等需要腰部过于用力的动作。新妈妈也可适度轻柔按摩腰部，缓解腰部酸痛的情况。

产后风湿

产后风湿主要表现为全身无力、全身关节怕冷、怕风、疼痛等症状。

产后风湿的原因

产后风湿，也俗称"产后风"，主要诱发原因有以下四点：

1. 没有保暖

分娩后，新妈妈大量出汗后未擦净，同时又没有及时保暖，从而使风寒等有机会乘虚而入。

2. 环境阴冷潮湿

如果新妈妈的卧室环境阴冷潮湿，有可能致使血脉不通，也会导致产后风湿病。

3. 过早劳累

新妈妈在生产后，身体需要好好地休养，如果得不到充分的休息而过早操劳、接触冷水，很可能会患上严重的风湿病，使手关节疼痛。

4. 洗澡水温低

新妈妈夏季洗澡时，不要将水温调太低，否则容易让本来就非常虚弱的身体受到冷刺激，很容易得风湿病。

预防和调理措施

一般产后风湿是可以治愈的，但是此病容易复发，所以，新妈妈还是要及早预防、保护好关节。

1. 新妈妈要注意保暖

新妈妈在生完宝宝后都会比产前流更多汗，这个时候要避免被风直吹。晚上，新妈妈要盖好被子，防止夜间气温降低而受凉。

2. 适度活动

新妈妈适度活动身体有助于恢复肌肉、关节功能。活动时，应避免用力过猛、引起疲劳，禁止从事重体力劳动，不过可适度做一些家务。

3. 调节饮食

饮食方面，新妈妈应多吃一些营养丰富且容易消化吸收的食品，有利于身体恢复，能够辅助预防产后风湿。避免吃性寒、油多、重口味的食物。

而对于患有产后风湿的新妈妈来说，更要注意避免吃寒凉的食物，可以适当多吃些温热性的蔬果，如葡萄、胡萝卜、南瓜等。

4. 必要时就医

当产后风湿的疼痛情况较为严重时，新妈妈需要及时就医，在医生的指导下进行治疗。

乳腺炎

产后，很多新妈妈容易患乳腺炎，且多为急性乳腺炎。急性乳腺炎又称"产褥期乳腺炎"，常发生于产后三四周的哺乳新妈妈。

月子期患乳腺炎的原因

产后患乳腺炎多与母乳喂养有关：

1. 乳汁瘀积

宝宝食量小、新妈妈母乳量大，喂奶后没及时排空乳房，就易造成乳汁瘀积，引发乳腺炎。此外，在喂奶时应避免用手指按压乳房，否则会阻碍乳汁的流出，也会导致乳汁瘀积。

2. 缺乏保养

如果新妈妈平时对乳头处的皮肤保养不甚注意，那么娇嫩薄弱的乳头皮肤极易被宝宝吮破，细菌会通过乳头裂口侵入体内，引发炎症。

3. 乳腺堵塞

乳房的乳腺腺叶或小叶导管上皮细胞脱落后可能会进入乳汁，造成乳腺堵塞，加重乳汁的瘀积。此外，新妈妈产后大量喝油腻的催乳汤，也会因为摄入油脂过多导致乳腺堵塞，易使新妈妈患上乳腺炎。

预防和调理措施

预防和调理措施主要是改变母乳喂养习惯、坚持乳房护理、调节饮食三方面。

1. 调整哺乳姿势

调整哺乳姿势，让宝宝含住乳头和乳晕，以免造成乳头皲裂，避免细菌侵入引起乳腺炎。

2. 哺乳后排空乳房

哺乳时，让宝宝先吃空一侧乳房，再吃另一侧。如果宝宝食量小，一定要及时将乳汁吸出，避免乳汁瘀积。

3. 不过早催乳

过早喝下奶汤，容易导致脂肪摄入过多、乳量大增，易造成乳腺堵塞、乳汁瘀积，引发乳腺炎。

4. 按摩乳房

已经患乳腺炎的新妈妈，要注意饮食清淡，同时用湿毛巾进行热敷，然后按照顺时针方向按摩乳房，以促使乳腺畅通。

5. 轻度乳腺炎不用停止母乳喂养

轻度的乳腺炎并不会给宝宝带来伤害，宝宝多吸吮可促进乳汁排出，能有效缓解乳腺炎。

"妈妈手"

"妈妈手"又称狭窄性腱鞘炎，疼痛多位于拇指、手腕等部位。

患"妈妈手"的原因

一般，"妈妈手"的病因是手部劳损，新妈妈在月子中要多加注意。

1. 抱宝宝的姿势不正确

"妈妈手"多是由于产后不正确托抱宝宝造成手腕部位肌腱过度用力，疲劳损伤引起。

2. 激素变化

产后，身体激素的变化也会让新妈妈患上"妈妈手"，此原因引发的"妈妈手"常发生在怀孕前后、生产和哺乳期前后。

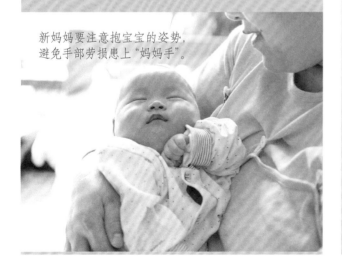

新妈妈要注意抱宝宝的姿势，避免手部劳损患上"妈妈手"。

预防和调理措施

"妈妈手"重在预防，但如果能够坚持保养手部，患"妈妈手"的新妈妈也可以痊愈。

1. 热敷、涂药膏缓解疼痛

通过热敷、药水泡手、局部涂抹解热镇痛药膏等方法可缓解疼痛，减轻炎症。但重要的是手腕要得到充分休息。佩戴一个腕部的护具是很有用的，有利于减轻腕部受力，也对炎症的消退有帮助。

2. 避免冷水刺激

患"妈妈手"的新妈妈在日常生活中要注意避免冷水刺激，以免加重症状，如洗脸、洗澡、洗菜的水温一定要控制好。

3. 减少做家务和抱宝宝的次数

短期内最好少做或不做家务，也要少抱宝宝，至少是少用疼的那一侧手腕用力。抱宝宝也有技巧，疼痛侧用肘部用力，让手腕和手指都空出来，保持放松状态。

4. 严重者需手术治疗

如果一直不能让手和腕部得到休息，疼痛症状会持续很长时间，影响手部用力和工作，严重的还需要手术治疗。

产后痛风

产后痛风是一种常见的月子病，主要表现为产后肢体酸痛、麻木，局部有红肿、灼热感。

产后痛风的原因

产后痛风也是痛风的一种，一般认为引发痛风的病因是嘌呤的物质代谢出现问题，新妈妈也同样要注意，产后不要过量食用富含嘌呤的鱼、动物内脏、肉类等食物，以预防产后痛风，尤其是哺乳的新妈妈，喝下奶汤时别只喝肉类汤。

而中医认为，产后痛风主要是因为新妈妈在分娩时大量用力，出血过多，导致气血不足，再加上风寒乘虚而入，侵及关节、经络，使气血运行不畅，以致产后痛风。

动物内脏富含嘌呤，产后不宜多吃。

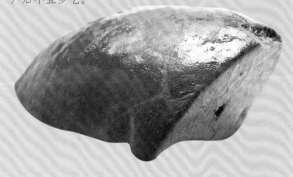

预防和调理措施

早期产后痛风是可以治好的，新妈妈在感觉身体不适时，先不要太过担心，积极配合医生治疗。

产后痛风类型不同，对应的治疗方式也不尽相同，新妈妈要区别对待。如果新妈妈并不知道自己是什么类型的痛风，可以到医院进行咨询后，再对症治疗。

产后痛风大致可以分为风寒型和血虚型

风寒型：主要症状是周身关节疼痛，但痛无定处，四肢屈伸不利，步履艰难，热敷后感觉舒适。属于这类痛风的新妈妈在治疗上以养血祛风、散寒除湿为主，在生活中要避免接触冷水，也要禁食寒凉食物，如螃蟹、空心菜、冷饮等。

血虚型：主要症状是全身关节疼痛，肢体酸楚、麻木、头晕心悸等。在治疗上，新妈妈应以益气养血、温经通络为主。在饮食上可以吃一些补血食物，如红枣、猪肝等，但在做肉类食物时要注意做到清淡不油腻。

同时，尽量少吃富含嘌呤的鱼类食物，以免加重产后痛风的情况。还要注意适当补充富含膳食纤维的蔬菜，以保持排便通畅，辅助促进体内新陈代谢，有利于产后痛风的治疗。

产后牙痛

有一些新妈妈会在月子中出现牙痛的情况，吃不好，情绪也容易急躁。

产后牙痛的原因

产后出现牙痛的原因有不少，大致可以分为以下三类：

1. 身体激素改变

产后，由于新妈妈体内的激素发生变化，在此影响下，可能发生牙龈充血、血管增生、牙肉变薄，以及对细菌的抵抗减弱等情况，都会造成新妈妈牙龈肿胀、牙龈发炎，引起产后牙痛。

2. 营养素缺乏

产后，新妈妈对于维生素和钙的需求量比产前大得多。如果维生素摄入不足，会导致牙龈肿痛，而缺钙会导致牙齿松动，直接使牙齿受到损害。所以哺乳新妈妈更需要注意补充这类营养素。

3. 口腔护理不当

产后新妈妈的进食频率比产前要高，如果此时因为照顾宝宝而忽略了牙齿的清洁，细菌就会在口腔里滋生，容易造成龋齿，导致产后牙痛。

预防和调理措施

针对导致新妈妈出现牙痛的原因，在产后，新妈妈就要注意均衡饮食，避免吃辛辣、刺激的食物，而且每日坚持进行口腔护理，吃完饭后要及时刷牙。

如果新妈妈已经出现产后牙痛的情况，可以通过以下几个方法缓解疼痛：

1. 穴位按摩

在虎口处按压合谷穴可以缓解疼痛，新妈妈可将拇指和食指并拢，找到两指连接部位最高点，即是合谷穴。

2. 淡盐水漱口

淡盐水本身有很好的止血作用，而且能够消炎杀菌、清除食物残渣，缓解牙痛。

3. 用生姜水止痛

将生姜洗净切片，开水冲泡后，新妈妈用生姜水漱口、刷牙，也可直接饮用生姜水，既能保护牙齿也有助于缓解疼痛。

产后头痛和偏头痛

出现产后头痛和偏头痛的新妈妈，会因为恼人的疼痛出现精神不好、睡眠质量下降、烦躁等情况，还会影响产后恢复。

产后头痛的原因

对于产后头痛、偏头痛的原因，中西医有不同看法，西医认为产后头痛很可能是因激素分泌水平的改变而引起的。还有一种可能是，如果在分娩时采用了硬膜外腔分娩镇痛或脊椎穿刺，也会引起剧烈头痛。

中医认为，产后头痛是产后失血过多，气血不足，导致血虚、血瘀、血不养脑，或体虚受寒，寒邪客脑，或瘀血入络，阻滞脑络而致。

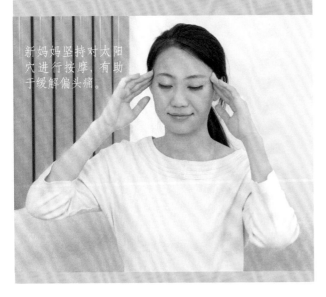

新妈妈坚持对太阳穴进行按摩，有助于缓解偏头痛。

预防和调理措施

产后头痛、偏头痛最好能够提前预防。在产后要注意保暖、保持充足睡眠，通过适度运动，帮助身体恢复、增强体质。同时，新妈妈还应吃一些高营养、益气补血的食物，如大米粥、鸡蛋、牛奶等。

如果新妈妈已经开始出现头痛及偏头痛的症状，这时也可通过下列方法来止痛，如果疼痛情况严重，新妈妈还是应当及时就医。

1. 冰袋冷敷

将冰块裹在干毛巾中，短时多次敷在头痛部位，可促进头部血管收缩，有助于减轻疼痛。

2. 按摩头部

每天坚持对太阳穴进行力度适中的按摩，是缓解偏头痛的有效方法。

3. 静心冥想

做一些瑜伽中的冥想动作，或是直接躺在床上，放上舒缓的音乐，闭目冥想、休息一会儿，既能起到放松的作用，也有助于缓解产后头痛、偏头痛。

4. 头缠毛巾

将毛巾或柔软的布条松紧适度地缠绕在太阳穴周围，可抑制血管扩张，缓解头痛和偏头痛。

产后头晕

产后头晕可单独出现，也可能与产后头痛的症状一同出现。新妈妈多在突然站直、坐起的时候出现头晕的现象，严重时可能会使新妈妈摔倒，所以千万别忽视产后头晕。

产后头晕的原因

产后头晕多是由新妈妈的身体恢复不良及身体状态欠佳引起的。

1. 产后贫血

怀孕期间，孕妈妈因为要为胎宝宝提供丰富的铁，容易贫血，再加上生产过程中的出血损耗，因此不少新妈妈在产后都会有不同程度的贫血症状，因贫血进而引起头晕、耳鸣等现象。

2. 过于疲劳

产后，新妈妈要照顾宝宝，常常休息不好，加上产后身体虚弱、过于疲劳，也会产生头晕等症状。

3. 疾病、身体不适引起头晕

除了贫血、疲劳外，新妈妈出现心律失常、低血压、抑郁症等不适与疾病时，也会伴有头晕的情况。

预防和调理措施

产后头晕的新妈妈可以根据自身头晕的原因，进行饮食结构、带娃习惯的调节。没有产后头晕的新妈妈也应保持健康的饮食习惯，并且坚持运动，增强身体素质。下面几点注意事项供新妈妈参考：

1. 不急于起身

快速变换体位，容易导致新妈妈头晕。在早上起床时，可先坐起，静待几分钟，感觉身体确实没有不舒服的情况再起身。

2. 少食多餐

新妈妈每天饮食应分多次、少量食用，这样可以避免引起胃部不适，也避免加重头晕、头痛、恶心、呕吐等情况。

3. 多吃高营养食物

新妈妈在注意补血的同时，还要注意多选择那些高热量、高蛋白、多维生素的营养食物，这样有助于恢复造血功能、促进体力恢复，缓解头晕的情况。

产后抑郁

产后抑郁是产后新妈妈精神障碍中较为常见的类型，一般在产后 6 周内发生，可持续整个产褥期，严重的可持续几年。

产后抑郁的原因

产后由于性激素、社会角色及心理变化，从而带来的身体、情绪、心理等一系列变化，易导致产后抑郁症。主要原因有以下三点：

1. 生理因素

新妈妈从怀孕至分娩，体内激素水平变化很大，情绪也会受到激素的影响而上下波动，产生焦躁、低落、易怒等不良情绪。

2. 心理因素

身份的转变会让新妈妈产生不适，无法克服成为母亲后，亲人及自己给的压力，尤其是文化程度高的人由于面临的社会压力和精神压力较大，考虑问题多，情绪较复杂，更易发生抑郁。

3. 家人的压力

新爸爸或其他亲属对宝宝过于关心，只在乎奶水是不是够宝宝吃饱，新妈妈有没有看护好宝宝，有没有及时给他（她）换衣服、尿布，哭闹时是不是及时进行照看，而忽视了新妈妈的心情，容易给新妈妈带来极大压力，进而导致抑郁。

预防和调理措施

比对抗产后抑郁更重要的是做好预防工作，新妈妈要学会调节自己的情绪，放下思想包袱，每天吃营养清淡的食物，多休息，做能让自己高兴的事情，以愉快的心情照顾好自己和宝宝。如果遇到困难，新妈妈要积极向新爸爸、家人寻求帮助。

新妈妈在心情不好的时候，也可以选择跟朋友谈谈，或者跟其他新妈妈探讨一下在带娃过程中遇到的问题，新妈妈会发现，这些问题都并不难解决，当积极应对，把问题解决后，那些阴郁的心情也会随之缓解。

如果新妈妈抑郁情况较重，甚至有轻生的念头，那么就要积极治疗，只要跟医生沟通好哺乳及治疗的相关事宜，依然能够成为棒妈妈。

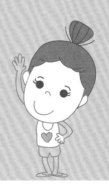

子宫脱垂

子宫脱垂是指子宫从正常位置沿阴道下降，甚至全部脱出于阴道口以外，多见于多产、营养不良和体力劳动的新妈妈。

子宫脱垂的原因

造成子宫脱垂的主要原因与分娩、产后恢复、产后营养及新妈妈自身体质有关，新妈妈要多方面考虑。

1. 分娩损伤

分娩时出现难产、第二产程延长或经阴道手术助产等情况，易造成宫颈、宫颈主韧带、子宫骶韧带和盆底肌肉的损伤，若产后支持组织未能及时恢复正常，就容易发生子宫脱垂。

2. 腹压增加

月子期间，新妈妈长时间仰卧，子宫易与阴道呈同一方向，再遇腹压增加时，子宫就会沿阴道方向下降，进而发生脱垂。慢性便秘、咳嗽都可使腹压增加，致使子宫脱垂。

3. 营养不良

产后，如果新妈妈严重缺乏营养，可导致肌肉萎缩、盆腔内筋膜松弛，失去对子宫的支持作用，造成子宫脱垂。

4. 卵巢功能减退

卵巢功能减退，会导致雌激素分泌减少，使盆底支持组织变得薄弱、松弛，易发生子宫脱垂。

预防和调理措施

新妈妈应以预防子宫脱垂为主，平时注意休息，避免从事重体力劳动，避免长时间站立、下蹲、屏气等增加腹压的动作，同时也要适当补充一些高膳食纤维的食物，以预防便秘。

已经出现子宫脱垂的新妈妈也应积极治疗，一般治疗方式有下列三类，新妈妈可以咨询医生后选择适合自己的方式。

1. 子宫托治疗

子宫托治疗可以由新妈妈自行掌握，一般早上放置，不影响一天的活动，适合子宫脱垂情况较轻的新妈妈使用。

2. 盆底肌肉锻炼治疗

盆底肌肉锻炼适用于轻度子宫脱垂的新妈妈，一般通过收缩、放松肛门的运动方式，来增强盆底肌肉，支撑子宫，缓解症状。

3. 手术治疗

根据子宫脱垂的病因、严重程度等，可选择进行子宫恢复手术，以达到恢复子宫位置的目的，适合病情较为严重的新妈妈。

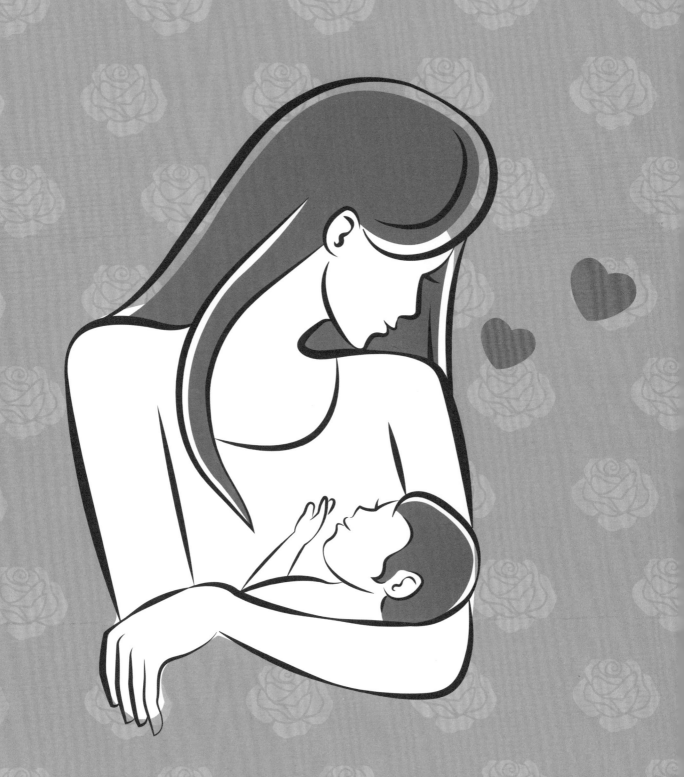

产后 24 小时

加强护理，
不让月子病有机可乘

经历了一场艰难又幸福的蜕变，孕妈妈终于升级为新妈妈了。现在你亲爱的小宝贝已然成为全家的中心，就连新妈妈可能也会因为忙于照顾宝宝而忽视自己。这对新妈妈的身体来说是非常不利的，因为产后 24 小时是最关键的月子期，新妈妈一定要注意此时间段内的护理要点，抓住黄金月子期，为自己的身体恢复打好基础。

月嫂私授经验，远离月子病

新妈妈出现头晕目眩、胸部憋闷、面色苍白等产后眩晕症状，多是由于产后身体还很虚弱等原因引起的。

闭目养神防产后眩晕

食用稀软、易消化的食物

产后眩晕的新妈妈需要卧床休息，并注意饮食。选择富有营养、易消化的食物。产后第1餐应以温热、易消化的半流质食物为宜，如藕粉、蒸鸡蛋、蛋花汤等。第2餐可基本恢复正常，但由于产后疲劳、肠胃功能差，仍应以清淡、稀软、易消化食物为宜，如小米粥、蒸(煮)鸡蛋、煮烂的肉菜等。

少说话，多休息

产后新妈妈身体非常虚弱，头晕乏力，走路晃悠，说话无力，全身都是虚汗，此时新妈妈最需要的就是多休息。有些新妈妈生产后会立即发大量报喜的短信，接听很多祝福的电话，殊不知，此时说话很伤神、伤气，这些事情完全可以延后再做或者交由新爸爸处理。

第一次下床需搀扶

产后新妈妈身体极度虚弱，第一次下床要注意动作缓慢，并且要在家人搀扶下进行，避免眩晕造成新妈妈摔倒。另外，新妈妈在上卫生间时，最好选择有把手、栏杆的无障碍卫生间，在站立、下蹲的过程中借力，以免快速变换体位导致晕眩。

一般新妈妈在产后 4~6 小时内就能自己排尿，如果产后 6 小时以上不能自主排尿，而且膀胱胀满，称为尿潴留。尿潴留可使膀胱胀大妨碍子宫收缩，会引起产后出血。因此，必须积极采取预防措施。

尽早排尿，防止尿潴留

刺激膀胱促进排尿

新妈妈在产后长时间不能自主排尿，可以在家人的帮助下，适度刺激膀胱，促进排尿。可以尝试在盆内放热水，让新妈妈坐在上面熏或用温开水缓缓冲洗尿道口周围，可解除尿道括约肌痉挛，刺激膀胱收缩。或是在小腹部放热水袋或用艾条熏灸，以刺激膀胱收缩。也可以在咨询医生后，在医生的诊断下进行肌肉注射卡巴胆碱，可促使膀胱收缩。

同时，新妈妈要注意放松精神，树立信心，采取自己习惯的排尿体位，这样做可促进排尿，如果上述办法仍然解不出小便，那就只能在严密消毒准备下，插导尿管导尿，并且保留导尿管数天。

多饮水，多排尿

剖宫产新妈妈产后 24 小时内都在使用导尿管，在拔掉导尿管后要多喝水，适当下床活动，积极自主排尿。因为插导尿管本身就可能引起尿路感染，再加上阴道排出的污血很容易污染尿道。多饮水、多排尿，可冲洗尿道，能预防泌尿系统感染。

尽早下床活动

剖宫产后，新妈妈消耗了大量体力，感到非常疲劳，确实需要好好休息。但长期卧床休息不活动也有很多坏处。一般来说，新妈妈无特殊情况，剖宫产 24 小时后就可下床活动了。早下床活动可以促进宫内积血排出，减少感染的发生，还有利于防止便秘、尿潴留的发生。

让新妈妈尽早排尿

排尿是新妈妈最容易忽视的一个问题，顺产的新妈妈在分娩后 4 小时即可排尿。少数新妈妈会出现排尿困难的情况，发生尿潴留，其原因可能与膀胱长期受压及会阴部疼痛引起反射有关。家人应鼓励新妈妈尽量下床解小便，可定时搀扶新妈妈去卫生间，让新妈妈有意识地进行排尿。

如果新妈妈排不出尿，新爸爸也可以把水龙头打开，诱导尿感。或者用手轻按小腹下方，或使用温水袋敷小腹，一般就会有尿意。

产后 24 小时护理重点

怀胎十月，终于迎来了"卸货"的日子。产后 24 小时对母婴来说是一个非常重要的关口。过好分娩当天，对母婴都具有十分重要的意义。家人应特别注意，要在这 24 小时内照顾好新妈妈和宝宝。

一定要充分休息

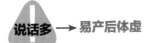

刚刚分娩完，一切都是新鲜的，尤其是经过千辛万苦带到世界上来的这个宝贝，怎么看都看不够。但是目前最重要的是休息，抓住一切时间休息、尽快恢复体力才是现在的主要任务。新妈妈要知道，来日方长，孩子什么时间都可以看，只有照顾好自己，才能更好地照顾宝宝。

出产房后避免受寒凉

很多新妈妈在家坐月子的时候非常注意避免受寒，但是却往往忽略了刚刚出产房后的保暖事宜。当新妈妈终于结束艰辛的分娩，出产房时，往往衣服、头发已经被汗浸湿。此时，要及时换掉湿衣服，用干毛巾把头发擦干，以免受凉。否则，风寒乘虚而入，新妈妈容易落下产后风湿等月子病。

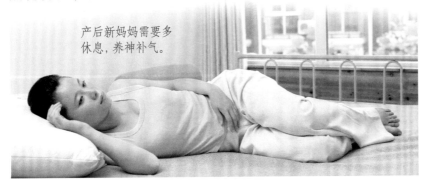

产后新妈妈需要多休息，养神补气。

早开奶利于恶露排出、子宫复原

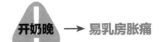

"开奶"就是新生儿降临人间以后的第一次喂奶。分娩后半小时就可以开奶了，而且此时是最佳的开奶时间。如果宝宝出生后，母婴都没有什么问题，应该立即让新妈妈抱着宝宝，让宝宝在自己身上寻找乳头，使新妈妈建立泌乳、排乳和控制泌乳的反射，反射建立得越早、越快，下奶就会越早、越多。

及时换衣，远离汗湿

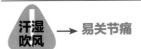

产后第一天，新妈妈身体比较虚弱，不宜洗澡，可用温水擦浴。产后衣着应清洁、舒适、冷暖适宜，不应与气温相差太远。新妈妈产后出汗较多，要多准备几套睡衣以便及时更换。如果让汗湿浸到身体里，特别容易导致日后关节疼痛。

产后24小时虽然是在医院度过的，但是新妈妈也不能掉以轻心，身体有任何不适都要及时告知医护人员。

多翻身预防肠粘连

忍住疼痛多翻身，是剖宫产新妈妈尽快排气、恢复身体的一大秘诀。由于剖宫产手术对肠道的刺激，以及受麻醉药的影响，新妈妈在产后都会有不同程度的肠胀气，会感到腹胀。如果此时在家人的帮助下多做翻身动作，就会使麻痹的肠肌蠕动功能尽快恢复，从而使肠道内的气体尽早排出，可以解除腹胀，还可避免肠粘连。

及早下床有利气血恢复

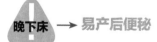 晚下床 → 易产后便秘

如果是顺产新妈妈，在产后6~8小时就可以下床活动，每次5~10分钟。如果会阴有撕裂或侧切情况，应在12小时以后再活动，动作要慢，避免将缝合的伤口撕开。如果是剖宫产新妈妈，术后24小时应卧床休息，第二天再下床活动。

第1次下床活动需有家人陪同

一般来说，分娩时新妈妈因消耗了大量体力，感到非常疲劳，所以在第一次下床活动或排尿时，行走速度要慢、要轻，避免动作幅度太大将缝合的伤口拉开。第1次下床活动时必须有家人陪同，以防体虚摔倒，并注意不要站立太久。

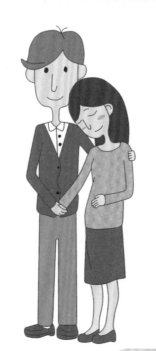

不要感染，不要妇科病

坐月子稍不留心，新妈妈极易染上妇科疾病，给日后身心带来不好的影响。所以新妈妈们千万不能掉以轻心哦。

每日冲洗会阴： 每日用清水冲洗会阴部位两次，保持会阴干净，并观察出血情况。

便后冲洗： 大小便后用温水冲洗外阴，要定期对坐便器进行消毒或者用符合卫生条件的一次性坐便垫。

每天更换内衣裤： 产后第1周内，新妈妈的内衣、内裤最好每天更换。卫生巾更要勤换，每次小便后都要更换一次。

不可盆浴： 新妈妈清洗会阴或洗澡时千万不可坐盆，那样脏水和细菌反而会进入阴道，造成感染。

产后不宜马上熟睡

经历难忘的分娩后，看到可爱的宝宝，不少新妈妈都会感到非常满足，就像完成了一项重要的使命，与此同时，强烈的疲劳感袭来，真想痛痛快快地睡一觉。但是专家和医生建议，产后不宜立即熟睡，应当取半坐卧位闭目养神。其目的在于消除疲劳、安定神志、缓解紧张情绪等，半坐卧还能使气血下行，有利于恶露的排出。

新妈妈在半坐卧闭目养神的同时，用手掌从上腹部向脐部按揉，在脐部停留，旋转按揉片刻，再按揉小腹，这样有利于恶露下行，可避免或减轻产后腹痛和产后出血，帮助子宫尽快恢复。闭目数小时后新妈妈就可以美美地睡上一觉了。

剖宫产新妈妈 6 小时内要去枕平卧

用枕头 ➡ 易产后头痛

剖宫产的新妈妈在手术后回到病房休息时，需要头偏向一侧、去枕平卧 6 小时。头偏向一侧可以预防呕吐物的误吸，去枕平卧则可以预防头痛。6 小时后，可以垫上枕头，进行翻身。采取半卧位的姿势比平卧更有好处，可以减轻对伤口的震动和牵拉痛。同时，半卧位还可使子宫腔内的积血排出。

剖宫产新妈妈要坚持压沙袋

不压沙袋 ➡ 易产后出血

有些医生会在剖宫产新妈妈的伤口处压沙袋，其目的主要有三个：一是预防术后腹腔压力突然降低，导致瘀积在腹腔静脉和内脏中的血液过量回流入心脏；二是压迫腹部切口，以免刀口处的渗血、渗液，起到止血的作用；三是通过对腹部的压迫，刺激子宫收缩，减少子宫出血，促进子宫恢复。

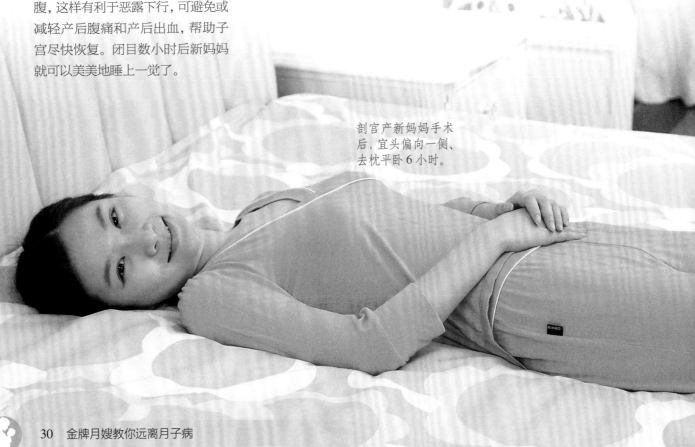

剖宫产新妈妈手术后，宜头偏向一侧、去枕平卧 6 小时。

剖宫产后要坚持输液

拒绝
输液 → 易产后感染

剖宫产也是一种手术，因此需要给予抗生素治疗，预防感染。许多新妈妈担心产后输液用药会影响乳汁质量，其实产后输液通常是为了消除炎症、预防感染，虽然会有一些药物通过血液循环进入母乳，但是很快就会被代谢出体外，因此对乳汁分泌和乳汁成分的影响是微乎其微的。产科医生在剖宫产后输液的药品上都会首选对乳汁质量没有影响的药品，这方面新妈妈可以放心。

密切观察出血量，警惕产后大出血

产后出血的后果是非常严重的，如果处理不及时会危及新妈妈的生命。家人要在产后24小时内密切关注新妈妈的出血量。一般产后24小时内阴道出血量达到或超过500毫升，则称为产后出血。其原因与子宫收缩乏力、胎盘有残留、产道损伤等情况有关。一般情况下，产后2小时内阴道流血较多，2小时后出血逐渐减少。如果宝宝出生后24小时内，新妈妈自我感觉阴道出血量比较多，就要及时向医护人员反映。

产后应及时排尿、排便

产后的排尿、排便问题要引起新妈妈的重视，尿便长时间滞留体内不利于身体的恢复。尤其对于剖宫产的新妈妈而言，遇到排尿问题是尴尬而苦恼的。一般情况下，剖宫产手术前，医生会在产妇身上放置导尿管。剖宫产手术后子宫和膀胱的位置没有改变，在子宫伤口没有延裂的情况下，24小时就可以拔除导尿管了。此时，新妈妈就不能再依赖导尿管，而是要自行排尿。很多剖宫产新妈妈因为害怕下床时的伤口疼痛而不肯去排尿，这是错误的。尽管下床排尿很难受，但是新妈妈应该想到这相对于自然分娩的痛苦要小多了，并且及时排尿有利于防止尿路感染。要注意的是，如果新妈妈上厕所的时间较长，那么站起来的时候动作要缓慢。

新妈妈除应及时排小便外，还要在产后及时排大便。由于分娩过程中盆底肌肉的极度牵拉和扩张并充血、水肿，以及第二产程中腹肌疲劳，在短期内不能恢复其弹性，加之产程中过度屏气、过度呼喊、水电解质紊乱等导致肠蠕动减慢，产后排便功能减弱。顺产新妈妈通常于产后一两天恢复排便功能。

新妈妈产后24小时内没有及时排便时，应该多喝水，吃稀饭、面条及富含膳食纤维的食物。若新妈妈产后饮食正常，但大便几日不解或排便时干燥疼痛，就是产后便秘。产后便秘会影响到新妈妈的身体恢复，而且还会影响到乳汁的质量，新妈妈可以多吃些有助于通便的蔬菜和水果，如香蕉、油桃、苹果、芹菜、南瓜等。

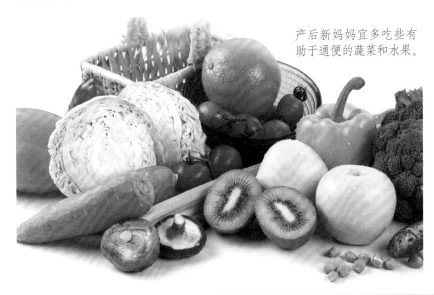

产后新妈妈宜多吃些有助于通便的蔬菜和水果。

产后 24 小时饮食指导

如果是顺产，且没有出现什么特殊情况，稍加休息，新妈妈就可以进食了。如果是剖宫产，术后6小时内应禁食，等排气后再进食流质食物。产后第一餐应首选易消化、营养丰富的流质食物，等到第二天就可以吃一些软食或普通饭菜了。

产后第1餐要选流质食物

顺产新妈妈产后稍微休息一下就可以吃第1餐，主要以易消化的流质或半流质食物为主，比如牛奶、藕粉、鸡蛋羹、小米粥等。如果胃肠消化情况较好，从第2餐开始便可恢复普通饮食，但需注意要将汤类中的浮油去除，以免乳汁内脂肪含量过高，引起宝宝腹泻。

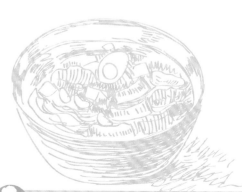

别急着第1天就喝催乳汤

喝浓汤 ➡ **易患乳腺炎**

母乳是新妈妈给宝宝最好的礼物。为了尽快下奶，许多新妈妈产后第1天就开始喝催乳汤。但是，过早喝催乳汤，乳汁下来过快过多，新生儿又吃不了那么多，容易造成浪费，还会使新妈妈乳腺管堵塞而出现乳房胀痛。

若喝催乳汤过迟，乳汁下来过慢过少，也会使新妈妈因无奶而心情紧张，泌乳量会进一步减少，形成恶性循环。一般在分娩一周后再给新妈妈喝鲤鱼汤、猪蹄汤等催乳的食物。

饮食清淡，减轻胃肠压力

产后第一天的新妈妈，虽然身体亟需养分，但产后疼痛会降低食欲，胃肠功能也在初步的调整中，此时不宜大量进补，以免造成肠胃功能紊乱。饮食还是要以清淡为主，适当进食谷类、水果、牛奶等，可改善食欲，提高消化系统功能，缓解疼痛和不适感，有助于循序渐进地恢复体力。

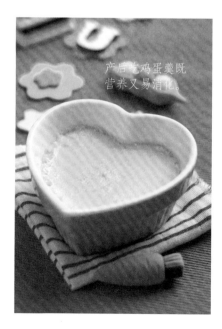

产后吃鸡蛋羹既营养又易消化。

产后第一天以易消化、高热量的流质食物为主，可使新妈妈快速吸收营养，恢复体力。

及时补充铁质

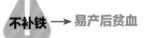
不补铁 → 易产后贫血

顺产新妈妈在生产时，由于精力和体力消耗非常大，加之失血，产后还要哺乳，因此需要补充大量铁质。而剖宫产新妈妈在手术中大量失血，因此更容易发生贫血，所以剖宫产新妈妈也应注意及时补血。花生红枣小米粥非常适合作为产后第1餐食用，不仅能活血化瘀，还能补血，并促进产后恶露排出。

产后不要立即喝生化汤

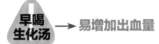
早喝生化汤 → 易增加出血量

生化汤是一种传统的产后方，能"生"出新血，"化"去旧瘀，可以帮助新妈妈排出恶露，但是饮用要恰当，不能过量，否则有可能增大出血量，不利于子宫修复。

另外，分娩后不宜立即服用生化汤，一般应在产后两三天再开始喝，因为刚生产完，医生会开一些帮助子宫收缩的药物，若同时饮用生化汤，会影响疗效或增加出血量，不利于新妈妈身体恢复。

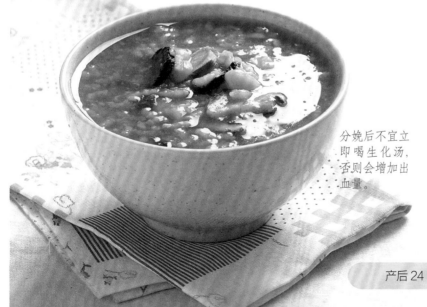
分娩后不宜立即喝生化汤，否则会增加出血量。

别急着大补，给身体减负

新妈妈刚经历了分娩，消耗了不少体力，但此时不要着急进补，保持清淡、好吸收的流质饮食即可，否则，不仅使身体虚弱的新妈妈补不上什么营养，还会给身体增加负担。

补充水分：分娩过程中，新妈妈大量出汗、失血，身体内体液流失较多，应及时补充水分，牛奶、清淡的汤羹类食物更适合此时的新妈妈。

喝温暖的汤粥：饮食以清淡温热最为适宜，此时，给新妈妈喝一些温热的汤或粥，对产后体力恢复、疼痛缓解和伤口恢复都有一定的好处。

油腻的下奶汤不要喝：产后24小时内，新妈妈不用急于喝油腻的下奶汤，以免摄入过多脂肪，增加胃肠负担，影响身体恢复。

产后大鱼大肉要不得

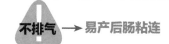

油腻饮食 → 易产后便秘

很多新妈妈盲目地认为，生产使自己流失了太多血，大伤元气，产后就应该大吃特吃，把流失的营养全都补回来。但是，产后身体恢复不能操之过急，如果盲目进补，在产后当天就大鱼大肉，不仅会造成肥胖，引起便秘，还容易促使奶水中脂肪含量猛增，导致宝宝脂肪性腹泻。

所以，新妈妈产后第 1 天的饮食要清淡，不要进食高脂类食物，尤其是剖宫产新妈妈，在手术后一周内禁食发酵食物及牛奶，以防止胀气，一周后可开始摄入鱼、牛奶、鸡肉等高蛋白食物，以协助腹部伤口的愈合。同时，新妈妈不宜食用咖啡、茶、辣椒、酒等刺激性食物。

不要急于吃老母鸡

老母鸡汤 → 易产后泌乳少

炖上一锅鲜美的老母鸡汤，是很多家庭给新妈妈准备的滋补品。其实，产后哺乳的新妈妈不宜立即吃老母鸡。因为老母鸡肉中含有一定量的雌激素，产后马上吃老母鸡，会影响新妈妈体内的激素水平，有一定的抑制催乳素正常工作的作用，从而导致新妈妈乳汁不足，甚至回奶。

剖宫产要先排气再吃东西

不排气 → 易产后肠粘连

选择剖宫产的新妈妈千万要牢记一点：在术后 6 小时内应当禁食。因为手术后麻醉药药效还存在，吃东西容易引起窒息，而且手术容易使肠受刺激导致肠道功能受到抑制，肠蠕动减慢，肠腔内有积气，因此，术后会有腹胀感。

手术 6 小时后可饮用一杯温开水，以增强肠蠕动，促进排气。新妈在排气后才可进食，饮食可由流质慢慢过渡到半流质，食物宜富有营养且容易消化。可以选择鸡蛋汤、粥、面条等，然后依新妈妈的体质，再将饮食逐渐恢复到正常。

不宜分娩后就服用人参

许多家庭为了让新妈妈的身体恢复得更快，早就备下了大补元气的人参，殊不知过早服用人参，会使新妈妈出现失眠、烦躁、心神不安等不良反应。而且新妈妈在生产过程中，内外生殖器官的血管多有损伤，人参具有促进血液循环的作用，有可能影响受损血管的自行愈合，造成恶露量增多。因此，新妈妈在分娩后的第 1 周内，不要服用人参，只有当伤口全部愈合后方可服用，这样才有助于新妈妈的体力恢复。如有需要，新妈妈应在产后 3 周再服用人参。

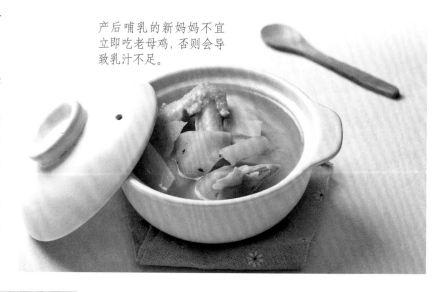

产后哺乳的新妈妈不宜立即吃老母鸡，否则会导致乳汁不足。

剖宫产新妈妈别吃太饱

剖宫产手术时肠道不免要受到刺激，胃肠道正常功能被抑制，肠蠕动相对减慢。如果新妈妈吃太饱会使肠内代谢物增多，在肠道滞留时间延长，这不仅会导致便秘，还会使新妈妈产气增多，腹压增高，不利于康复。

适当增加促进伤口愈合的食物

自然分娩的新妈妈，如果有会阴侧切，伤口愈合需半个月左右，而剖宫产新妈妈的伤口则需一个月左右。所以，想要加速伤口愈合，产后吃对食物很重要。

产后第1天，剖宫产新妈妈在排气后的饮食中，可以在汤、羹等流食中增加一些能够促进伤口愈合的高营养食材，以促进腹部伤口尽快恢复。

正常饮食后，新妈妈可以选择吃些鸡蛋、瘦肉、肉皮等富含蛋白质的食物，同时也应多吃含维生素C、维生素E丰富的食物，如蔬果等，以促进皮肤或器官的组织修复。

木瓜鲫鱼汤含丰富的蛋白质，对产后伤口愈合有益。

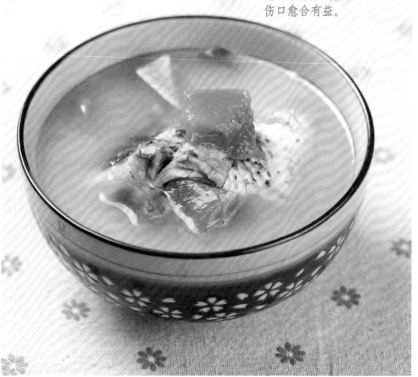

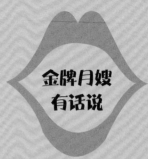

金牌月嫂有话说

剖宫产饮食有别

剖宫产新妈妈因为腹部有伤口及腹内压在产后突然减轻，腹肌松弛、肠蠕动缓慢，较顺产新妈妈更易有便秘倾向，饮食的安排应与顺产新妈妈有所差别。

产后6小时内禁食：手术过程中，肠管受到刺激，蠕动缓慢，因此，产后6小时内禁食，以免增加肠道负担。

喝萝卜汤促排气：在术后6小时后，新妈妈喝些温开水、萝卜汤，能起到刺激肠道蠕动、促进排气、减少腹压等促进肠功能恢复的作用。

产气食物要少吃：剖宫产新妈妈在可以进食后，可服用促进排气的食物，但要注意不要吃易产气的食物，如豆类、淀粉类食物，以免引起腹胀。

产后24小时私房月子餐

分娩后，如果是顺产新妈妈，没有什么特殊情况，稍事休息后就可以进食了。而剖宫产新妈妈则需要等排气后再进食。产后第一餐要以清淡为主，适当进食谷类、水果、牛奶等，可改善食欲和消化系统功能，缓解疼痛和不适感，有助于循序渐进地恢复体力。

鸡蛋西红柿菜汤

原料：鸡蛋1个，西红柿半个，菠菜30克，葱花、盐、水淀粉各适量。

做法：

① 将鸡蛋打入碗中，搅拌均匀；西红柿洗净，切块。

② 油锅加热，将葱花爆香，放入西红柿块炒软，加水烧开，淋入鸡蛋液，放入洗干净的菠菜，加盐调味，最后用少许水淀粉勾芡即可。

功效：鸡蛋中富含优质蛋白质，而菠菜、西红柿中含有多种维生素，一起食用可以让营养更加全面。

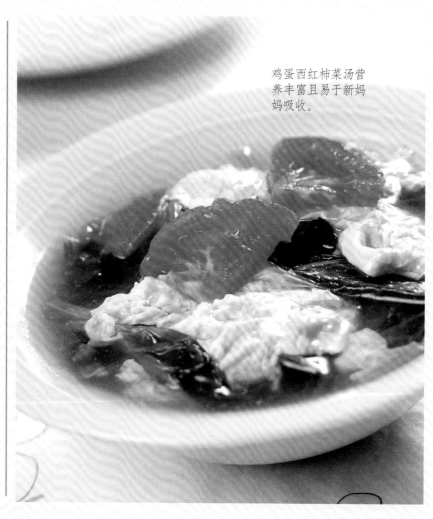

鸡蛋西红柿菜汤营养丰富且易于新妈妈吸收。

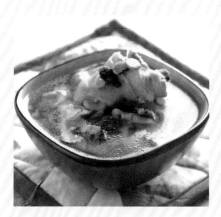

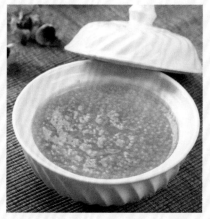

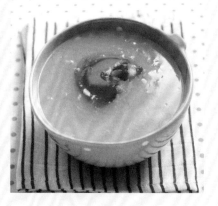

芪归炖鸡汤

原料：公鸡 1 只，黄芪 50 克，当归 10 克，盐适量。

做法：

①公鸡处理干净，用清水冲洗；黄芪去粗皮，与当归均洗净。

② 砂锅中加水后放入全鸡，烧开后撇去浮沫。

③ 加黄芪、当归，小火炖 2 小时左右；加入盐，再炖 2 分钟即可。

功效：黄芪和当归同食，有利于产后子宫复原、恶露排出，但患有高血压的新妈妈慎用。

红糖小米粥

原料：小米 100 克，红糖适量。

做法：

①将小米洗净，放入锅中，加适量清水，大火烧沸，转小火慢慢熬煮。

② 待小米开花时加入红糖拌匀，再熬煮几分钟即可。

功效：红糖、小米是传统坐月子常用食材，搭配食用，可为新妈妈养气血、补体力。

草莓藕粉

原料：藕粉 50 克，草莓适量。

做法：

①藕粉加适量水调匀；草莓洗净，切成块备用。

② 锅置火上，加水烧开，倒入调匀的藕粉，用小火边慢慢熬煮边搅动，熬至透明。

③ 将草莓块放入搅拌机中，加入适量水，榨汁。

④草莓汁倒入藕粉中调匀即可。

功效：藕粉益胃健脾、养血补益，且易于消化吸收，适合新妈妈产后食用。

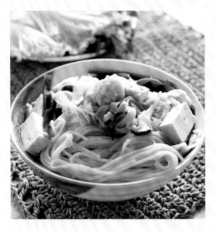

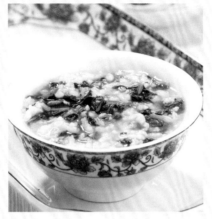

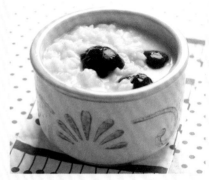

什锦面

原料: 面条 100 克, 猪肉末 50 克, 鸡蛋 1 个, 香菇、豆腐、胡萝卜、海带各 20 克, 香油、盐、鸡骨头、葱花各适量。

做法:

① 鸡骨头和洗净的海带一起熬汤; 香菇、胡萝卜洗净, 切丝; 豆腐洗净切块。

② 猪肉末中加入蛋清后揉成小丸子, 在开水中烫熟。

③ 把面条放入熬好的汤中煮熟, 放入香菇丝、胡萝卜丝、豆腐块和小丸子及葱花、盐、香油即可。

功效: 什锦面富含多种营养素和膳食纤维, 易于消化, 适合产后初期调养身体、恢复体力之用。

荠菜粥

原料: 大米 30 克, 荠菜 50 克, 盐适量。

做法:

① 大米洗净, 浸泡 30 分钟; 荠菜择洗干净, 切小段。

② 锅中加适量水, 放入泡好的大米小火熬煮。

③ 待水沸后放入荠菜段同煮, 待大米完全开花后放盐调味即可。

功效: 荠菜有补虚止血的妙用, 新妈妈食用后可增强体质。

牛奶红枣粥

原料: 大米 50 克, 牛奶 250 毫升, 红枣 3 颗。

做法:

① 红枣洗净, 去枣核备用; 大米洗净, 用清水浸泡 30 分钟。

② 锅内加入清水, 放入淘洗好的大米, 大火煮沸后转小火煮 30 分钟, 至大米绵软。

③ 再加入牛奶和红枣, 小火慢煮至牛奶烧开, 粥浓稠即可。

功效: 牛奶营养丰富, 含有丰富的蛋白质、维生素和矿物质, 特别是含有较多的钙, 红枣可补血补虚, 对产后初期需要补充体力、补气血的新妈妈来说, 是既营养又美味的好选择。

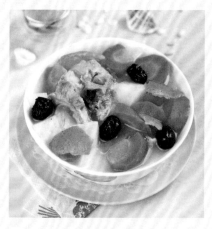

猪骨萝卜汤

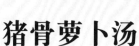

原料： 猪棒骨 200 克，白萝卜 50 克，胡萝卜 30 克，陈皮 5 克，红枣 4 颗，盐适量。

做法：

① 猪棒骨洗净，用热水氽烫，洗去血沫；白萝卜、胡萝卜去皮洗净，切滚刀块；陈皮浸软，刮洗干净。

② 煲内放适量清水，待水煮沸时，放入猪棒骨、白萝卜块、胡萝卜块、陈皮、红枣同煲 3 小时，加盐调味即可。

功效： 白萝卜有很好的通气作用，适合剖宫产新妈妈在产后 6 小时后喝，可以促进肠道功能恢复，预防肠粘连。

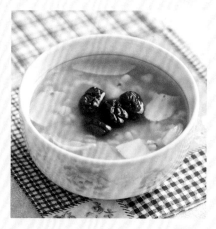

薏米红枣百合汤

原料： 薏米 100 克，鲜百合 20 克，红枣 4 颗。

做法：

① 将薏米淘洗干净，放入清水中浸泡 4 小时；鲜百合洗净，掰成片；红枣洗净，去核。

② 将薏米和清水一起放入锅中，大火煮开后，转小火煮 1 小时。

③ 放入鲜百合、红枣，再煮 30 分钟即可。

功效： 百合有缓解产后失眠的功效，红枣可以帮助新妈妈补血，适合术后伤口感到疼痛的剖宫产新妈妈食用。

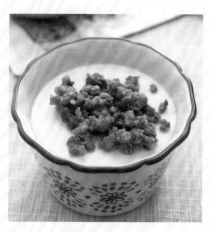

肉末蒸蛋

原料： 鸡蛋 2 个，猪瘦肉 50 克，水淀粉、酱油、盐各适量。

做法：

① 将鸡蛋打散；猪瘦肉剁成肉末。

② 蛋液中加入适量清水，上锅隔水蒸熟。

③ 油锅烧热，下入肉末炒至松散出油，放入酱油、盐炒匀，加水淀粉勾芡，最后浇在蒸好的蛋羹上即可。

功效： 猪瘦肉中含有铁元素，能够滋阴、补血，鸡蛋营养丰富且易于消化，适合剖宫产新妈妈产后食用。

月嫂有问必答

侧切

侧切妈妈总有便意怎么解

　　侧切缝合后，新妈妈往往会有想大便的感觉，这是正常的。因为产后2小时，新妈妈子宫还偶有宫缩，伴随着恶露排出，侧切伤口缝合后，也有轻微伤口血肿，如果此时新妈妈的膀胱充盈，压迫到会阴部位肌肉，就会令新妈妈产生想要大便的感觉。

　　只要新妈妈排尿，膀胱压迫消失后，想大便的感觉就会消失。所以，新妈妈也要注意，产后如想要方便，不要憋着哦。

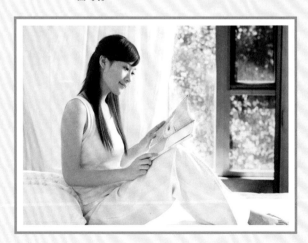

剖宫产

剖宫产新妈妈术后要揉肚子吗

　　剖宫产新妈妈产后恢复期间，为了促进子宫中瘀血的排出，医护人员会给新妈妈揉肚子，这有点疼，为了更好地恢复，新妈妈要忍耐，最好按照医护人员的动作，配合呼吸。医护人员向下按时呼气，医护人员用力之间可以吸气，这样的配合更有利于子宫恢复。

　　有的医院可能不会安排护士在产后为新妈妈揉肚子，这时新爸爸或者家人可以为新妈妈揉一揉，以促进子宫内瘀血的排出。家人在给新妈妈揉肚子时要注意力度适中，以用力后肚腹稍向下沉2厘米为宜，从肚脐部位向下揉，不要揉刀口附近，以免伤口裂开。此外，剖宫产后还要多喝水，以促进排尿。

止痛

剖宫产麻醉药药效消退后能用止痛药吗

　　剖宫产手术使用的麻醉药，药效大约在术后6小时开始消退，剖宫产新妈妈此时会感觉到腹部的创口出现疼痛，并且随着药效消退，痛感会逐渐增强。此时，新妈妈最好不要用止痛药，因为止痛药不仅影响母乳、不利于哺乳，还会影响新妈妈肠蠕动功能的恢复。为了自己和宝宝，新妈妈多忍耐一些吧。

发热 刚生完宝宝，体温 37.8℃正常吗

　　新妈妈在产后一定要定时量体温，如果发现体温超过38℃就要当心了。分娩之后的 24 小时内，由于过度疲劳，体温会达到 37.5~38℃，但这以后，体温都应该恢复正常。如有发热，必须查清原因，适当处理。

哺乳 没有奶还需要哺乳吗

　　一般情况下，在产后半小时就可以开始哺乳了，医生或护士会将宝宝抱到新妈妈的身边，让宝宝和新妈妈进行接触、哺乳，这样做不仅有利于母婴感情的建立，也会使宝宝的吸吮能力尽早建立，便于以后哺乳。

　　然而有些新妈妈在产后并没有泌乳，这个时候还需要给宝宝喂奶吗？答案是肯定的。即便新妈妈此时还没有泌乳，也应让宝宝充分吸吮，因为宝宝吸吮的行为可刺激新妈妈，使新妈妈体内产生更多的泌乳素和催产素，前者可刺激泌乳、增加泌乳量，使宝宝尽快喝到乳汁，后者可以增强子宫收缩，减少产后出血概率，帮助新妈妈恢复。因此，产后第 1 天内，即便新妈妈没有奶，也应让宝宝吸吮乳房。

同床 休息时需要让宝宝睡在自己身边吗

　　新妈妈产后休息时需要来回变换躺卧的姿势，以防子宫在复旧过程中向后或向一侧倾倒，而将宝宝放在身边，新妈妈在翻身时总要担心是否会压到宝宝，不仅影响新妈妈的休息质量，还会导致新妈妈总是采取一种固定卧姿休息，不利于子宫恢复。因此，刚刚生产完，宝宝和新妈妈最好不要同床休息。

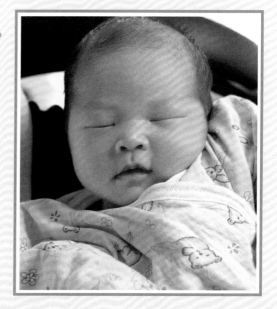

　　等新妈妈身体恢复些，便可与宝宝同睡，但是也要注意一些问题：不要睡太小的床，否则既睡得不舒服，对宝宝来说也不安全；床上别放太多松软的物品，减少宝宝窒息和过热的危险；别让宝宝睡在枕头上，以防翻滚下来，扭伤身体。

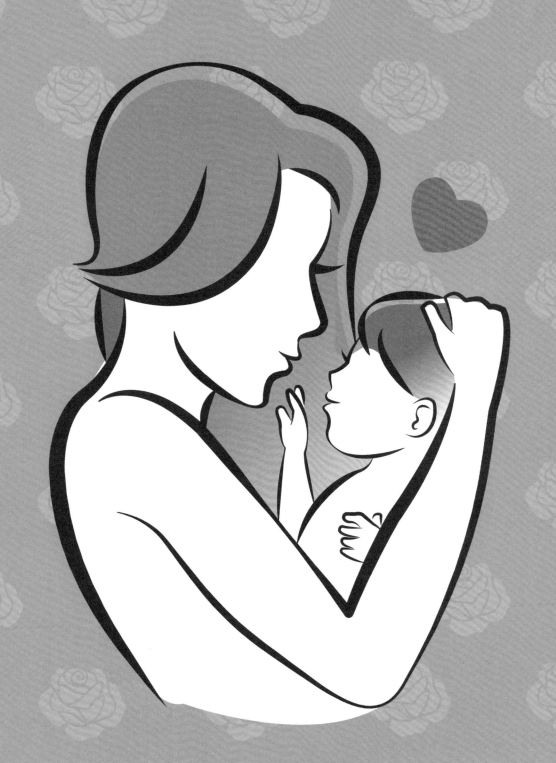

产后第1周
排瘀排毒不落病

产后第1周，新妈妈身体还非常虚弱，各器官都需要恢复，子宫恶露还未排净，所以本周新妈妈的护理重点应以身体恢复为主。可以适度活动，多按摩小腹，饮食上也可以适量喝生化汤，以促进恶露排出，有利于子宫恢复。同时，新妈妈多吃一些清淡、开胃、恢复体力的食物，但注意不要盲目大补。

月嫂私授经验，远离月子病

产褥感染是指分娩时及产褥期生殖道受病原体感染，引起局部和全身的炎症变化。发热、腹痛和异常恶露是主要的临床表现。

产褥感染重在预防

妇科炎症要积极治疗

妇科炎症可诱发产褥感染，因此应积极治疗急性外阴炎、阴道炎及宫颈炎，避免胎膜早破、滞产、产道损伤及产后出血。

注意产后卫生，保持外阴清洁，尽量早些下床活动，以使恶露尽早排出，同时要加强营养，增强自身抵抗力还要保持心情愉快，注意适当休息。

注意测体温

新妈妈产后一定要定时测量体温，如果在分娩24小时之后仍发现体温超过38℃就要当心，必须查清原因，若因为感染产褥热而导致高热不退，应及时进行治疗，若延误可能导致腹膜炎、败血症等疾病。

个别新妈妈胀乳也可能引起发热，但随着乳汁排出，体温会降下来。所以在整个月子期，新妈妈都要定时测量体温，超过38℃必须到医院就诊。

严禁性生活

产褥期禁止性生活，因为在产后这个时期子宫正处于创面出血、易感染的阶段，新妈妈可能要到产后6~8周恶露才会排干净，所以，产后2个月内应禁止性生活。

注意日常卫生

产后产妇所用卧具应保持清洁，床单、被褥应经常换洗，清洗阴部用的液体也要保证是无菌的。尽量避免探视者与产妇同床而坐。

很多新妈妈生完宝宝后就觉得任务完成了，可以休息了，于是整天都躺着不下床活动，本来孕晚期就有点便秘，到了产后，便秘更严重了。

一直卧床，容易便秘

产后及时排便

由于分娩过程中盆底肌肉的极度牵拉和扩张并充血、水肿，在短期内不能恢复其弹性，加之产程中过度屏气、过度呼喊、水和电解质紊乱等导致肠蠕动减慢，产后排便功能减弱。顺产新妈妈通常于产后一两天会恢复排便功能，最晚第3天应排第1次大便。

新妈妈第1次排便不畅，可用开塞露润滑粪便，以免撕伤肛门皮肤而发生肛裂。新妈妈可以用一支开塞露插入肛门，将药物挤入直肠，10~20分钟即可排便。

如果新妈妈产后第3天起还没有排便感觉，应该多喝水，吃稀饭及富含膳食纤维的食物。若新妈妈便秘严重，可在医生的指导下服用缓泻药。

定时排便建立条件反射

如果新妈妈产后饮食正常，但大便几日不解或排便时干燥疼痛，难以解出者，称为产后便秘，或称产后大便难。这是常见的产后不适之一，严重影响新妈妈的身体健康，而且还会影响乳汁质量。这时，新妈妈定时排便，建立条件反射就尤为重要了。

新妈妈最好在每天早饭前后排便，因为这符合人体的生理规律。如果认为早上起来排便不适合自己，也可以选择在中餐或晚餐之后。开始蹲厕所的时候，可能并没有便意，也没有粪便排出，但却是肠道重新调整规律的机会。新妈妈只要坚持一段时间，即可逐渐建立起排便的条件反射，形成习惯后就能定时、顺利、快速地排出大便了。

运动促进肠蠕动

分娩后第1天，顺产新妈妈尽量早下床活动，这样可以促进肠蠕动，帮助放松肌肉紧张度，也可以在床上轻轻按摩腹部。剖宫产新妈妈无合并症者，产后第2天可以试着在室内走动。除此之外，新妈妈也可以躺着做凯格尔运动，以锻炼肛门肌肉。步骤如下：

1.仰躺在床上，双腿膝盖弯曲。

2.收缩骨盆底肌肉，就像平常解小便中途忽然憋住的动作。

3.持续收缩约10秒，再放松10秒，重复15~20次，每天1遍。

每位新妈妈都会经历排恶露这个过程，正常恶露一般持续 2~4 周，少数新妈妈可以持续一两个月，而剖宫产的新妈妈比自然分娩的新妈妈排出的恶露要少些。

促进子宫收缩，防止恶露不尽

关注恶露排出情况

新妈妈不要只顾着照顾宝宝，而忽视自身健康，尤其是子宫恢复的情况。

通过对恶露的观察，注意其质和量、颜色及气味的变化，可以了解子宫恢复是不是正常。正常的恶露有血腥味，但无臭味，恶露持续的时间因人而异，平均约为 21 天，短者可为 14 天。

血性恶露持续 2 周以上、量多或为脓性、有臭味，或者伴有大量出血等症状，应立即就医，以免发生危险。

剖宫产手术后，新妈妈也会有恶露排出，量与月经量接近或略多，流血过多或者无恶露排出均属于不正常现象，应及时告知医生。

宝宝多吸吮促进子宫收缩

剖宫产的新妈妈更应该让宝宝多吸吮、勤吸吮，这是因为剖宫产新妈妈子宫收缩相对会慢一些，而宝宝的吸吮可以促进子宫收缩。有些新妈妈担心哺乳会影响伤口愈合，还有的新妈妈哺乳后，排出恶露量会增多，导致恶露不尽，觉得哺乳会影响排恶露。其实这些担心完全没必要，因为宝宝吸吮时会刺激乳头，增强子宫收缩，子宫收缩得越快，恢复得也就越快，还有利于促进恶露排出呢。

保持阴部清洁

产后第一周，恶露为血性恶露，且恶露量较大，新妈妈应注意阴部清洁。新妈妈要勤换卫生巾和内裤，每天用温开水清洗外阴部，避免引起感染。在清洗阴部前，应先将手洗净，再用消毒纸或药棉，由阴道向肛门方向擦拭清洁，同一张纸或药棉不要重复使用。

适量吃些促进子宫收缩食物

新妈妈在产后可以进食后，可以尝试吃一些清淡、好消化的食物。猪肝、红糖、香油等都有促进子宫收缩、促排恶露的作用，新妈妈可以在饮食中适当多吃一些。

水肿不是孕期的"专利"，产后新妈妈同样也要预防水肿，因为产后受黄体酮的影响，身体代谢水分的状况变差，身体也会出现水肿。

正确发汗，排毒消水肿

按压判断是否水肿

新妈妈可以用手按压皮下脂肪较少的地方，比如小腿前侧、手背、脚背等地方，如果会形成明显凹坑，并且松手三四秒后凹痕才能恢复，就说明已经患上了产后水肿，需要调理。

有些水肿可自然消退

如果新妈妈的水肿只发生在下肢，并且无其他病症，这种水肿一般是孕期水肿遗留下来的现象，随着产后排尿和排汗的增加，水肿情况会慢慢消失，大约在产后第4周后可恢复正常。

做伸展运动更有益于消除水肿

新妈妈在产后适度做伸展运动，可以缓解全身肌肉和关节酸痛，有助于全身血液循环，促进排汗，对缓解产后水肿有较好的帮助。一般在产后第2天，新妈妈身体没有其他问题，即可下地活动，此时可在家人的陪同下伸展一下四肢，同时要注意避免冷风直吹、着凉。

多活动，避免久站

产后不要一直躺在床上，适度的活动更有利于身体恢复，而且有助于排汗，排出体内多余水分。活动时，不要长时间保持同一个姿势，久站或者久坐都会形成水肿。休息时，在腿部垫个枕头或在脚下垫个凳子，有利于缓解水肿。

饮食过咸会加重水肿

新妈妈产后的饮食要清淡，不可太咸，因为吃得太咸会使体内多余水分难以排出，导致或加重水肿情况，每日新妈妈的盐摄入量不宜超过5克。另外还应注意控制脂肪的摄入量，以免加重肾脏负担导致水肿。

多吃利水消肿的食物

新妈妈还可以采用补肾活血的食疗方法，去除身体水分。多吃利水消肿的食物，比如薏米、红豆、鲤鱼等。带皮的生姜也有消肿的作用，做菜时可以放些带皮的生姜。用薏米和红豆熬汤，可以强健肠胃、补血，也可以达到通乳的效果。红糖与带皮的生姜同煮，有活血消肿的效果，还可预防感冒。

产后第1周护理重点

产后第1周，新妈妈因经历分娩，失血较多，身体虚弱，此时，更要注意生活细节的护理，养好身体、远离月子病是新妈妈本周护理的主要任务。

不要碰冷水吹冷风，这点非常重要

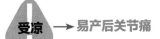

受凉 → **易产后关节痛**

新妈妈产后筋骨松弛，如果此时碰冷水吹冷风，很可能落下月子病。所以，新妈妈在月子里千万不要碰冷水，即使在夏天，洗东西仍然要打开热水器用温水。另外，像开冰箱拿食物这样的事情，也请家人代劳吧。

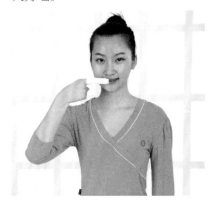

指漱刷牙，远离产后牙痛

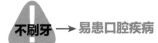

不刷牙 → **易患口腔疾病**

传统观念认为"在坐月子时，不能刷牙、漱口"，从今天的医学角度来看，这种说法毫无科学根据。坐月子不坚持刷牙、漱口，会给新妈妈和宝宝的健康带来危害。但产后前3天最好采用指漱，指漱就是把食指洗净后或在食指上缠上纱布充当刷头，然后把牙膏挤在手指上，像正常刷牙一样在牙齿上来回、上下擦拭，用温水漱口，最后再用手指按压牙龈数遍。产后第4天可以使用牙刷刷牙，但此时，新妈妈最好选用软毛牙刷，使用时不会伤害牙龈。同时，刷牙动作要轻柔，宜采用"竖刷法"。产后新妈妈身体较虚弱，对寒冷刺激较敏感，宜用温开水刷牙，以防对牙齿及牙龈冷刺激过大。早晚各刷牙1遍，每次吃完东西要及时漱口。

产后可以洗头，但要注意别受寒

产后新妈妈新陈代谢较快，汗液增多，会使头皮及头发变得很脏，因此新妈妈应按时洗头。洗头可以促进头皮的血液循环，增加头发生长所需要的营养供应，避免脱发、发丝分叉，使头发更密、更亮。实践证明，产后正常洗头好处很多。产后洗头需要注意的事项：

1.洗头时应注意清洗头皮，用手指轻轻按摩头皮。

2.洗头的水温一定要适宜，最好在37℃左右。

3.产后头发较油，也容易掉发，因此不要使用太刺激的洗发用品。

4.洗完头后及时把头发擦干，并用干毛巾包一下，最好别使用吹风机直吹头部，以免头痛。

除了照看宝宝，新妈妈也要关心自己的身体状况，多闭目休息，避免劳累。

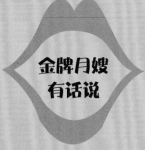

随时预防会阴切口裂开

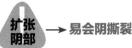

扩张阴部 → 易会阴撕裂

做了会阴侧切的新妈妈，要随时防止会阴切口裂开。发生便秘时，不可屏气用力扩张会阴部，可用开塞露或液体石蜡润滑。尤其是拆线后头两三天，避免做下蹲、用力动作。解便时宜先收敛会阴部和臀部，然后坐在马桶上，可有效地避免会阴伤口裂开。坐立时身体重心偏向没有侧切的一侧，既可减轻伤口受压而引起的疼痛，也可防止表皮错开，避免摔倒或大腿过度外展而使伤口裂开。

拆线后再出院

一般来说剖宫产术后拆线时间根据切口不同而定，如果新妈妈身体没有异常，横切口的新妈妈一般术后5天拆线，纵切口的新妈妈术后7天拆线。如果是比较胖的新妈妈，腹压会比较高，就要延长拆线时间了，具体时间可遵从医生建议，以免拆线过早引起伤口裂开。

剖宫产新妈妈宜穿大号内裤

为了更好地保护剖宫产伤口，新妈妈可以选择大一号的高腰内裤或平脚内裤，它们会让你的伤口感觉更舒服，而且最好每天更换一次。这是因为剖宫产产后抵抗力下降，若不注意卫生极易引起感染。

定期开窗通风

很多新妈妈怕受风，整天门窗紧闭，这对新妈妈和宝宝的健康很不利。新妈妈的居室应坚持每天开窗通风两三次，每次20~30分钟，这样才能减少空气中病原微生物的密度，防止感冒病毒感染。通风时应先将新妈妈和宝宝暂移到其他房间，避免受对流风直吹而着凉。

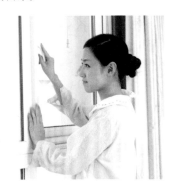

产后保暖，远离产后关节疼痛

刚刚经历了分娩的新妈妈，全身的关节处于松弛状态，此时应做好保暖工作，避免接触冷水、冷空气，预防关节疼痛。

及时换衣服： 新妈妈在产后初期，出汗较多，应及时更换干爽的衣服，避免受风着凉。

适度增加衣物： 产后注意保暖并不代表一定要穿很厚的衣服，否则反而会导致新妈妈出汗过多，引发脱水，新妈妈只要根据室温增加衣物，以不感觉寒冷为宜。

需要通风： 虽然让新妈妈注意保暖，避免受凉，但室内也要通风换气，此时可将新妈妈转移到另一个房间，通风约半小时后，将窗户关紧再让新妈妈回到房间。

每天要睡八九个小时

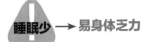

睡眠少 → **易身体乏力**

生完宝宝后，新妈妈有好多新的任务要完成，如喂奶、换尿片、哄宝宝睡觉……晚上睡个好觉成了一种奢望。但即便如此，新妈妈也一定要好好睡觉，每天的睡眠时间必须保证在八九个小时。否则，身体得不到恢复，容易导致产后虚弱、精神紧张、抑郁等问题。

一般情况下，新生儿每天大概要睡15个小时，新妈妈可抓住这段时间赶紧休息，新妈妈可根据宝宝的生活规律调整休息时间，当宝宝睡觉的时候，不要管什么时间，只要感觉疲劳，都可以躺下来休息。不要小看这短短的休息时间，它会让你保持充足的精力。

不要睡过软的床

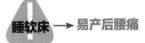

睡软床 → **易产后腰痛**

坐月子睡什么样的床也要注意。专家建议，为了保护新妈妈的腰骨，避免腰痛，最好不要睡太软的床，尤其是剖宫产的新妈妈。还要注意被褥不要过厚，即使在冬天，被子也应比怀孕后期薄一些。应选用棉质或麻质等轻柔透气的床上用品。每一两周换洗、暴晒一次。

产后穿软底拖鞋，避免足跟痛

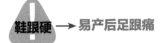

鞋跟硬 → **易产后足跟痛**

多数人认为坐月子期间新妈妈不需要准备鞋，因为大多数时间不出门，只是在家走走。其实坐月子期间更要注意足部保暖，一定要穿双柔软的带脚后跟的棉拖鞋，尤其是冬季，如果脚受凉，会引发产后足跟痛或腹部不适。即便是在室内活动，也应该穿柔软的鞋。

夏天坐月子的新妈妈往往忽略脚部的保暖，这是不对的。若天气炎热，可以穿双软底拖鞋，再穿一双薄棉袜即可。

亲朋好友不宜过早探望

由于刚分娩后的新妈妈需要静养以恢复体力，尤其是在产后的前3天，亲朋最好不要在此时来探望。若来探望，时间也不宜超过半小时。不要求客人进门就脱去外套，但抱宝宝之前一定要洗手，不要随便亲或抱宝宝，以免惊吓到宝宝。有慢性病或感冒的最好等病好后再来探视新妈妈及宝宝，以免引起交叉感染。

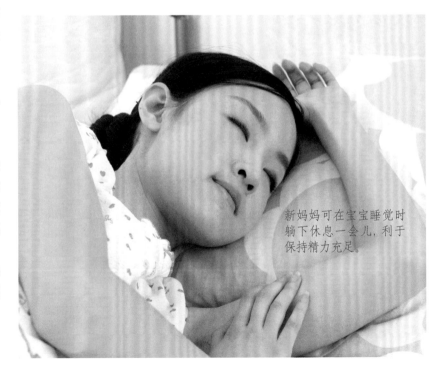

新妈妈可在宝宝睡觉时躺下休息一会儿，利于保持精力充足。

适度用眼

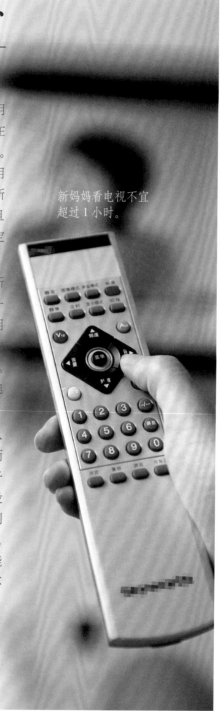

长期看电视 → 易产后眼痛

新妈妈由于产后体内激素的改变，会导致眼睛发生一些功能性的变化，出现视力下降、视线模糊等现象。因此，新妈妈在月子期间要适度用眼。

在月子里，新妈妈应以休息、适当活动、增加营养、恢复体力为主。要适当控制看电视和上网的时间，否则眼睛会感觉疲劳。一次看电视或上网的时间不要超过1小时，观看过程中，可以闭上眼睛休息一会儿，或起身活动一下。另外，电视机放置的高度要合适，最好略低于水平视线。新妈妈要与电视机或电脑保持一定距离，这样可以减轻眼睛的疲劳。

温度、湿度，一个也不能忽视

不少新妈妈很关注房间的温度，却忽略了湿度。冬季新妈妈的房间温度最好保持在20~25℃。冬季应特别注意居室内的空气不能过于干燥，可在室内使用加湿器或放盆水，以提高空气湿度。室内空气的相对湿度以保持在55%~65%为宜。

只要方法得当，空调、电风扇都能用

不降温 → 易脱水

天气炎热的时候，可以使用空调、电风扇。室内温度应保持在26~28℃，以新妈妈感觉舒适为宜。必要的时候可以开空调，或者使用电风扇，但一定要避免直接吹到新妈妈。新妈妈需穿长裤、长袖，并且穿袜子来挡风。空调的过滤网一定要经常冲洗，防止细菌滋生。

用电风扇时，不应直接吹向新妈妈和宝宝，应将电风扇固定在一个方向，吹向屋顶或墙壁，这样利用返回来的风，使室内空气流通，既达到降温的目的，又对母婴没有影响。另外，还要注意夜间最好不要吹电风扇，以免熟睡后着凉。

所以，只要不吹穿堂风，空调、电扇不正对着自己猛吹就可以。而不是像老一辈的观点那样，坐月子不能见风。特别是夏天，新妈妈没有必要将自己包裹得太严实，否则很容易中暑，不利于身体的恢复。在使用空调时，新妈妈要注意不能把温度调得太低，最低温度最好不低于26℃，否则易受凉。

新妈妈看电视不宜超过1小时。

产后第1周饮食指导

产后第1周，即血性恶露期，要注意利尿排毒、活血化瘀。由于要喂养宝宝，新妈妈应吃些有营养的东西，为宝宝增加乳汁。但此时，新妈妈的肠胃功能还没复原，急于进补反而会影响身体恢复和哺乳，此时最好是先食用一些清淡、易于消化吸收的食物。

吃些排毒食物，恢复好不落病

在漫长的10个月孕期中，孕妈妈由于新陈代谢和饮食结构的变化，身体中容易积存"毒素"，这些毒素大多来自未及时代谢掉的食物和孕产期间身体积聚的湿气和寒气。因此在产后的第1周，新妈妈的首要任务是祛湿排毒，以便排尽恶露、促进身体恢复，避免新妈妈患妇科病。

新妈妈可以从调节饮食入手，有利于祛湿排毒的食物有香油、薏米、香菇、南瓜、白萝卜、鲤鱼等，其中白萝卜就既能帮助剖宫产新妈妈排气，又能为顺产新妈妈排毒。

温热饮食，别让胃受凉

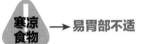

寒凉食物 → 易胃部不适

新妈妈在分娩过程中消耗过多血气，产后身体比较虚弱，而且出汗较多，容易受风寒、湿热侵袭，在饮食上就要注意多食温热食物，以免让胃部受凉，引发不适。新妈妈在产后第1周宜选用羊肉、牛肉等温热食材，食物也应趁热食用，避免接触寒凉食物，也尽量不要生吃易使胃部受凉的食物，如黄瓜、西红柿等。

过多喝红糖水，警惕越喝越虚

久喝红糖水 → 易恶露不尽

习惯上认为红糖水在产后喝比较补养身体，因为红糖既能补血，又能供给热量，是两全其美的佳品。红糖水确实非常适合产后第一周饮用，不仅能活血化瘀，还能补血，并促进产后恶露排出、子宫复位，但并不是喝得越久越好。因为过多饮用红糖水，会损坏牙齿，夏天会导致出汗过多，使身体更加虚弱。产后喝红糖水的时间，以7~10天为宜。

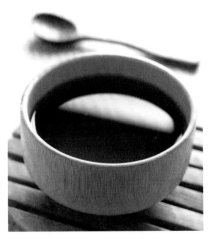

产后喝红糖水的时间控制在7~10天为宜。

本周饮食重点是排毒、开胃、促消化，不要立即大补，适宜吃清淡的汤粥类食物。

宜早餐前半小时喝温开水

人体在经过一晚上的睡眠以后，流失了大量的水分，尤其是哺乳新妈妈，分泌的乳汁也含有大量水分，所以应注意补水，除平时多喝水以外，早餐前饮水也是非常重要的。

哺乳新妈妈在早餐前半小时喝1杯温开水，不仅可以润滑胃肠，让消化液得到足够分泌，刺激胃肠蠕动，防止发生便秘和痔疮，还可以促进泌乳量。但最好不要喝饮料，否则会摄入过多糖分，引发肥胖或高血糖。

剖宫产新妈妈多吃蛋白质食物

为了促进剖宫产手术刀口的恢复，剖宫产新妈妈要多吃鸡蛋、瘦肉、肉皮等富含蛋白质的食物，同时也应多吃富含维生素C、维生素E的食物，以促进伤口愈合。另外，蛋白质是母乳中重要的营养素，哺乳新妈妈更要注意补充蛋白质，补充原则是均衡、适量，且肉类、豆类食物都要适量食用。

小米粥应搭配蔬菜食用

只喝小米粥 → 易营养不良

小米粥营养丰富，但是坐月子也不能只以小米粥为主食，而忽视了其他食物的摄入。刚分娩后的几天可以只喝小米粥等流质食物为主，但当肠胃功能恢复之后，就需要及时均衡地补充多种营养成分了，否则可能会营养不良。新妈妈可以在小米粥里放入红枣、核桃、花生仁等一起煮，这样营养会更全面。

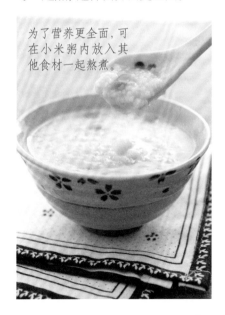

为了营养更全面，可在小米粥内放入其他食材一起熬煮。

产后忌口，恢复更快

产后新妈妈的身体很虚弱，所以在饮食上要尤为注意避免食用对身体恢复不利的食物。

寒凉食物：产后新妈妈的体质大多是虚寒的，此时应忌食寒凉食物，否则易伤脾胃，使得产后气血不足，身体难以恢复。

辛辣燥热食物：产后新妈妈大量失血、出汗，机体阴津明显不足，而辛辣燥热食物会伤津耗液，使新妈妈上火、口舌生疮、大便秘结，还会通过母乳使宝宝内热加重。

过硬食物：产后很多新妈妈会有牙齿松动的情况，过硬的食物对牙齿不好，且不容易被消化吸收。

油腻食物：新妈妈的胃肠蠕动能力较弱，过于油腻的食物容易引起消化不良、胃部不适等情况。

适量摄入膳食纤维

 高纤维 → 易加重胃肠负担

新妈妈不要因为刚刚生下宝宝"劳苦功高"，就吃很多"高大上"的精细食物，应注意保证蔬菜、水果和粗粮的摄入量，既能提供全面的营养，又可以促进排便顺畅。但是产后第 1 周，由于新妈妈脾胃非常虚弱，所以也不建议吃过多膳食纤维含量高的蔬菜，如芦笋、芹菜、红薯等，以免加重胃肠负担，影响身体恢复。此时，新妈妈可以适当吃些香菇、白萝卜、南瓜等富含维生素的蔬菜，不过也不能过量。

掌握月子里各营养素的需求量

新妈妈产后面临两大任务，一是身体的恢复，二是哺乳、喂养宝宝，两个方面均需加强营养。研究表明，在产后 1 年内，哺乳新妈妈每日对营养素的需求量如下：蛋白质每日需要摄入 90~100 克；钙每日约需要摄入 200 毫克；铁每日约需要摄入 15~18 毫克；维生素 A 每日约需要摄入 1.2 毫克；维生素 B_1 每日约需要摄入 1.6 毫克；维生素 B_2 每日约需要摄入 1.6 毫克；烟酸每日约需要摄入 16 毫克；维生素 C 每日约需要摄入 150 毫克。

产后食欲不佳，可吃些开胃食物

产后第 1 周新妈妈会感觉身体虚弱、胃口较差，因为新妈妈的肠胃功能还没有复原，所以，进补不是本周的主要目的，而是要吃易于消化、吸收的食物，以利于胃肠的恢复。比如清淡的鱼汤、鸡汤、蛋花汤等，主食可以吃些馒头、龙须面、米饭等，但要注意尽量将食物弄稀软一些。另外，时鲜蔬菜和苹果、香蕉等也可增加新妈妈的食欲。

月子餐原料宜考究

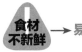 食材不新鲜 → 易影响身体恢复

要保证身体尽快复原，月子餐就必须要选择考究的原料。在产后第 1 周，因为新妈妈要饮食清淡，可选择时令新鲜的蔬菜、水果，有利于新妈妈身体恢复；汤品首选鱼汤，热量低且营养价值高，应注意不宜喝熬煮过久的骨头汤。同时也要注意选择天然无污染的食材，最好到正规菜市场或商场、超市购买。

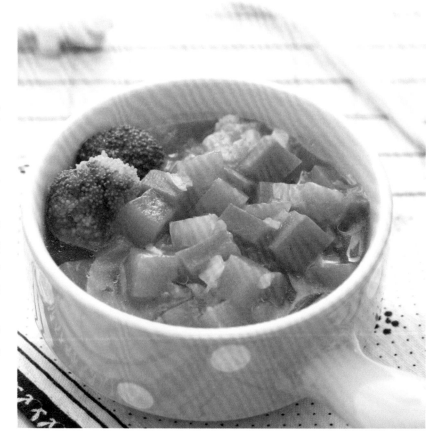

宜吃煮蛋和蒸蛋

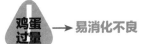

鸡蛋过量 → **易消化不良**

鸡蛋富含蛋白质，是许多新妈妈的首选补品。煮鸡蛋、蒸蛋羹、做蛋花汤是不错的食用方法，既能杀灭细菌，又能使蛋白适当受热变软，易与胃液混合，有助于消化，是脾胃虚弱的产后新妈妈的补益佳品。

如果产后新妈妈便秘，可以在鸡蛋羹中淋入一点香油，会有一定效果。但过量食用鸡蛋会导致消化不良及胆固醇摄入过高，一般以每天不超过 2 个鸡蛋为宜。

月子期间忌喝咖啡和碳酸饮料

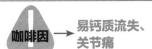

咖啡因 → **易钙质流失、关节痛**

咖啡中含咖啡因，这是一种兴奋剂。它主要对中枢神经系统产生作用，会刺激心脏肌肉收缩，加速心跳及呼吸。如果哺乳新妈妈喝太多的咖啡，会导致宝宝通过母乳摄取到咖啡因，出现烦躁、心跳加快、呼吸急促等症状。所以，哺乳新妈妈一定要尽量克制。

另外，碳酸饮料中的碳酸容易和人体的钙结合形成碳酸钙，一方面导致钙流失，另一方面碳酸钙不容易被人体吸收，有些碳酸饮料还含有大量咖啡因，同样对新妈妈和宝宝的健康不利。

不宜用豆制品替换牛奶

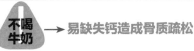

不喝牛奶 → **易缺失钙造成骨质疏松**

有些新妈妈不喜欢牛奶的味道，不愿意喝牛奶，认为豆制品营养也很丰富，就用豆制品来代替牛奶，其实这种做法是不科学的。

首先大豆里含的钙量有限，另外豆制品浓度不好控制，所以钙量不好计算。虽然鼓励新妈妈吃豆制品，但是不鼓励用豆制品替换牛奶。牛奶一定要喝够，或者将牛奶加入食材中，做成牛奶馒头、牛奶羹等食物，这样不仅可以补钙，还可以补充蛋白质。

久煮骨头汤并不能补钙

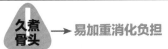

久煮骨头 → **易加重消化负担**

动物骨骼中富含钙质，但这些钙质难以溶解，即使是长时间熬煮的骨头汤，其中钙的含量也微乎其微。而且经过长时间的熬煮，原料及汤中一些怕热的营养素丧失殆尽，同时也会导致骨头上的肉析出过多脂肪，加重新妈妈消化负担,不利于产后初期恢复。所以，新妈妈不要指望用骨头汤补钙，也不要喝煲得时间过长的汤，一般煮骨头汤或肉汤时用 40 分钟至 1 小时就可以了。

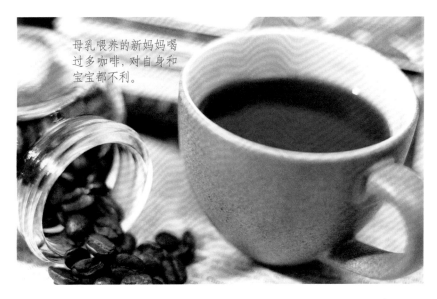

母乳喂养的新妈妈喝过多咖啡，对自身和宝宝都不利。

产后第 1 周私房月子餐

本周的饮食，以清淡温热最为适宜，太热、太凉或者过咸的食物都会让新妈妈感到不适。针对这时候新妈妈食欲差、消化功能较弱的特点，最好能给新妈妈饮用一些滋补素汤，如紫菜鸡蛋汤、蔬菜汤等。

紫菜鸡蛋汤

原料：鸡蛋 2 个，紫菜 5 克，虾皮、葱花、盐、香油各适量。

做法：

① 将紫菜切成片状；鸡蛋打匀成蛋液。

② 锅里倒入清水，待水煮沸后放入虾皮略煮，再把鸡蛋液倒进去搅拌成蛋花。

③ 放入紫菜片，再继续煮 3 分钟，出锅前放入盐调味，撒上葱花、淋上香油即可。

功效：紫菜有很好的利尿作用，可作为消除水肿的辅助食品；紫菜中含丰富的钙、铁元素，是产后贫血新妈妈的滋补良品。鸡蛋营养丰富，有助于新妈妈恢复体力。

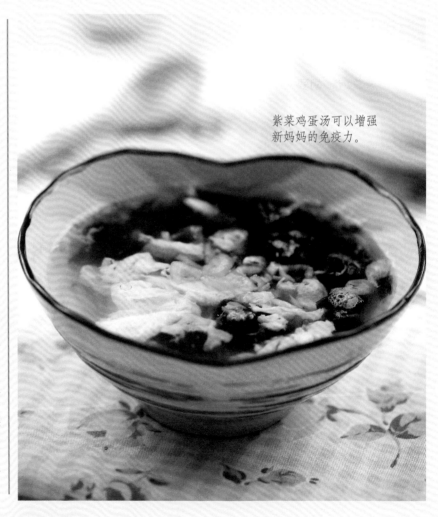

紫菜鸡蛋汤可以增强新妈妈的免疫力。

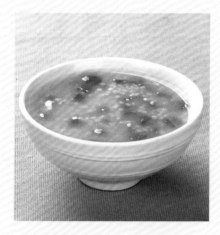

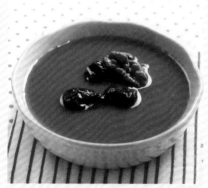

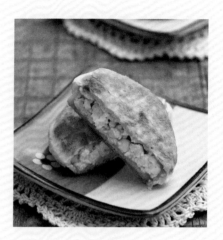

胡萝卜小米粥

原料：小米 50 克，胡萝卜 40 克。

做法：

① 小米淘洗干净；胡萝卜洗净，切丁。

② 将小米和胡萝卜丁放入锅中，加适量清水，大火煮沸，转小火煮至胡萝卜丁绵软，小米开花即可。

功效：小米熬粥营养价值丰富，有"代参汤"之美称，与胡萝卜同食，可滋阴养血。同时，胡萝卜和小米同煮后特有的甜香能令没有食欲的新妈妈胃口好转。

阿胶桃仁红枣羹

原料：阿胶、核桃各 50 克，红枣 10 颗。

做法：

① 核桃去皮留仁，备用；红枣洗净，去核。

② 把阿胶砸成碎块，50 克阿胶需加入适量水一同放入瓷碗中，隔水蒸化后备用。

③ 红枣、核桃仁放入另一只砂锅内，加清水用小火慢煮 20 分钟。

④ 将蒸化后的阿胶放入锅内，与红枣、核桃仁同煮 5 分钟即可。

功效：核桃仁可促进产后子宫收缩，对血行障碍有改善作用。阿胶可减轻产后出血过多引起的气短、乏力、头晕、心慌等症状。

豆腐馅饼

原料：豆腐 50 克，面粉 150 克，白菜 100 克，姜末、葱末、盐各适量。

做法：

① 豆腐抓碎；白菜切碎，挤出水分；豆腐碎、白菜碎加入姜末、葱末、盐调成馅。

② 面粉加水调成面团，分成 10 等份，擀成面皮；馅分成 5 份，两张面皮中间放一份馅；用汤碗一扣，去掉边沿，捏紧即成馅饼。

③ 平底锅烧热放适量油，将馅饼煎成两面金黄即可。

功效：豆腐含有丰富的植物蛋白质和钙，容易消化，热量也低，其温和滋润的功效能逐渐唤起新妈妈的食欲。

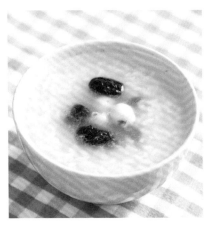 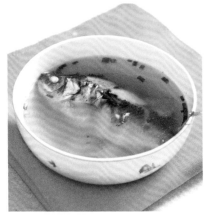 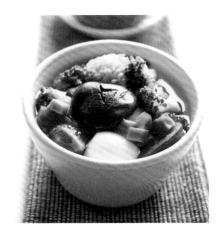

红枣莲子糯米粥

原料：糯米 100 克，红枣 5 颗，莲子 10 克。

做法：

① 红枣洗净；糯米洗净，用清水浸泡 1 小时；莲子用温水洗净。

② 将浸泡好的糯米、洗净的莲子和红枣放入锅中，将泡糯米的水一同倒入锅内。

③ 先用大火煮沸，转小火继续熬煮至粥黏稠即可。

功效：糯米有健脾益气、调和气血的功效；红枣补中益气、养血安神；莲子能帮助新妈妈静心安养。

当归鲫鱼汤

原料：当归 10 克，鲫鱼 1 条，葱花、盐各适量。

做法：

① 鲫鱼去鳞、去内脏，洗净后均匀抹上盐，腌渍 10 分钟。

② 当归洗净，浸泡 30 分钟，取出切成薄片。

③ 将鲫鱼、当归放入锅中，加入浸泡当归的水，大火烧开后转小火炖 20 分钟，出锅前加入葱花即可。

功效：当归能益气补血，鲫鱼能帮助恶露排出。当归鲫鱼汤对产后元气损伤的新妈妈很有益处，适合剖宫产新妈妈食用。

西蓝花鹌鹑蛋汤

原料：西蓝花 100 克，火腿 50 克，鹌鹑蛋、鲜香菇、西红柿、盐各适量。

做法：

① 西蓝花切成小朵，放入沸水焯烫 1 分钟；鹌鹑蛋煮熟，剥皮；鲜香菇去蒂，洗净，切十字刀；火腿切丁；西红柿切小块。

② 锅中加水，放入鹌鹑蛋、西蓝花、西红柿块、鲜香菇、火腿丁大火煮沸，转小火再煮 10 分钟；待再次汤沸时加盐调味即可。

功效：鹌鹑蛋有益气补血的功效，而且营养丰富、易于吸收，适合食欲不佳的新妈妈食用。

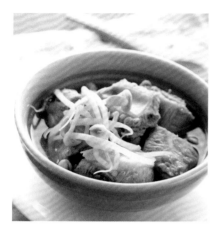
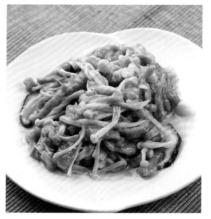
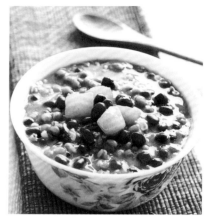

排骨黄豆芽汤

原料：排骨 250 克，黄豆芽 100 克，葱段、姜片、盐各适量。

做法：

① 排骨洗净，斩成小段，汆水去血污。

② 砂锅中放入适量水，将汆烫好的排骨段、葱段、姜片放入砂锅内，小火慢炖 1 小时。

③ 将黄豆芽放入，大火煮沸后转小火继续炖 15 分钟，拣去葱段、姜片，加盐调味即可。

功效：黄豆芽富含膳食纤维，对预防产后便秘有一定的作用，可以帮助新妈妈的身体尽快恢复。

双菇鸡丝

原料：鸡胸肉 150 克，鸡蛋 1 个，金针菇、鲜香菇、盐、水淀粉各适量。

做法：

① 鸡蛋打散；鸡胸肉切细长条，加盐腌制约 20 分钟，蘸蛋液后再加入水淀粉拌匀。

② 金针菇去除根部，洗净；鲜香菇洗净，切片。

③ 炒锅放油置火上，烧至七成热，先放入鸡胸肉条翻炒，再加入金针菇、香菇片拌炒，加盐调味，炒熟软后即可盛出。

功效：这道菜可以强健筋骨、滋补气血，对产后体虚的新妈妈有很大帮助。

红豆薏米山药粥

原料：红豆、薏米各 20 克，山药 1 根，燕麦片适量。

做法：

① 山药削皮，洗净切小块。

② 红豆和薏米洗净后，放入锅中，加适量水，中火烧沸，煮 3 分钟，转小火，焖 30 分钟。

③ 将山药块和燕麦片倒入锅中，再次用中火煮沸后，转小火焖熟即可。

功效：红豆利尿消肿，有助于改善新妈妈身体的水肿，和山药煮粥，还可滋补开胃。

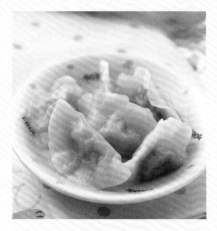 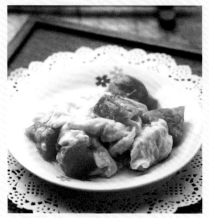 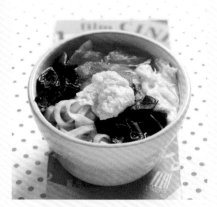

玉米香菇虾肉饺

原料: 饺子皮 20 个, 猪肉 150 克, 干香菇 20 克, 虾 5 只, 玉米粒、胡萝卜、盐各适量。

做法:

① 胡萝卜切小丁; 干香菇用温水泡发后切小丁; 虾去壳, 切丁。

② 将猪肉和胡萝卜丁一起剁碎; 放入香菇丁、虾丁、玉米粒, 搅拌均匀; 再加入盐制成肉馅。

③ 饺子皮包上肉馅, 下入开水锅中煮熟即可。

功效: 虾肉软烂易消化、吸收, 可滋阴、强体、养胃, 同时, 虾肉饺中丰富的荤素食材还能大大增加新妈妈的食欲, 有开胃的功效。

西红柿炒鸡蛋

原料: 西红柿 1 个, 鸡蛋 2 个, 白糖、盐、水淀粉各适量。

做法:

① 西红柿洗净去蒂后, 切成块; 鸡蛋打入碗内, 加入适量盐搅匀, 用热油炒散盛出。

② 油锅加热, 投入西红柿块和炒散的鸡蛋, 搅炒均匀, 加入白糖、盐后再炒几下, 然后用水淀粉勾芡即可。

功效: 鸡蛋营养全面, 西红柿富含矿物质和维生素, 西红柿炒鸡蛋可开胃增食欲, 非常适合产后初期新妈妈食用。

西红柿菠菜面

原料: 面条 100 克, 西红柿、菠菜各 50 克, 鸡蛋 1 个, 盐适量。

做法:

① 西红柿洗净, 切块; 菠菜洗净, 切段; 鸡蛋打散成鸡蛋液。

② 油锅烧热, 放入西红柿块煸炒出汁, 加入清水煮开, 下入面条煮至面条熟透。

③ 淋入鸡蛋液, 放入菠菜段, 大火煮开后加盐调味即可。

功效: 西红柿含有番茄红素、多种维生素及膳食纤维, 且口感酸甜, 适宜产后食欲不佳的新妈妈食用, 起到开胃、补营养的作用。

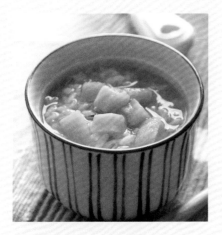

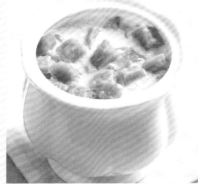

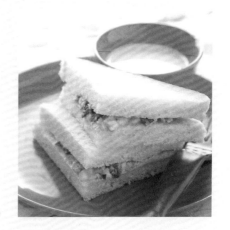

燕麦南瓜粥

原料：燕麦片、大米各 30 克，南瓜 50 克，盐适量。

做法：

① 南瓜洗净削皮，切成小块；大米洗净，用清水浸泡半小时。

② 将大米放入锅中，加适量水，大火煮沸后换小火煮 20 分钟；然后放入南瓜块，小火煮 10 分钟；再加入燕麦片，继续用小火煮 10 分钟。

③ 熄火后，加入盐调味。

功效：燕麦中含有丰富的亚油酸，可预防和缓解新妈妈产后水肿、便秘，还可改善血液循环，舒缓情绪；同时含有的钙、磷、铁、锌等矿物质，有预防骨质疏松、补钙的功效。

木瓜牛奶露

原料：木瓜 100 克，牛奶 250 毫升，冰糖适量。

做法：

① 木瓜洗净，去皮去子，切成小块。

② 木瓜块放入锅内，加适量水，水没过木瓜块即可，大火熬煮至木瓜块熟烂。

③ 放入牛奶和冰糖，与木瓜块一起大火煮开，再煮至汤微沸即可。

功效：木瓜和牛奶是必不可少的催乳食材，产后初期泌乳较晚的新妈妈可以适量食用。

金枪鱼三明治

原料：全麦面包 2 片，西红柿半个，熟金枪鱼泥、蛋黄酱各适量。

做法：

① 西红柿洗净，切小丁。

② 取 1 片面包片，抹上蛋黄酱，均匀撒上西红柿丁。

③ 另取 1 片面包片，均匀抹上熟金枪鱼泥，盖在西红柿丁上即可。

功效：金枪鱼富含人体所需的 8 种氨基酸，还含有维生素及铁、钙等多种矿物质，是帮助新妈妈恢复身体的不错选择。

月嫂有问必答

宫缩

产后最初几天，宫缩引起腹痛怎么办

分娩后，因宫缩而引起的下腹部阵发性疼痛，会让新妈妈感觉非常不舒服。此时，一个热水袋就能帮助缓解腹部的疼痛。家人也可以手掌稍微施力，帮新妈妈做环形按摩，一直到感觉该部位变硬即可，以促进宫腔内残余物排出。新妈妈还可以自检宫缩状况，用手触及腹部，如果感觉总是像个硬球，就说明宫缩良好。

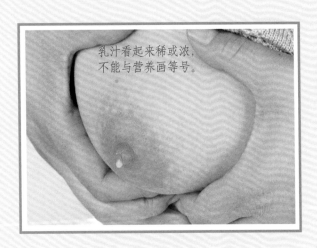

乳汁看起来稀或浓，
不能与营养画等号。

母乳

乳汁看着稀，是不是缺营养

乳汁分为前奶和后奶，前奶是每次哺乳中先产生的乳汁，看起来比较稀薄，但却含有丰富的蛋白质、乳糖、维生素、矿物质和水，还能解渴。前奶之后就是后奶，脂肪含量高，比较浓稠，宝宝吃后有饱腹感。乳汁看起来或稀或浓，只是脂肪含量不同造成的，不能与营养画上等号，前奶和后奶都是宝宝需要的，不能只吃一种。

为了保证乳汁营养充足，新妈妈应该注意摄取足够合理平衡的营养物质，多喝汤汁，心情愉快，休息好。一般新生儿两三个小时就要吃一次奶，这是正常的，不要紧张，也不要觉得是乳汁不够宝宝吃，或是营养不够，安心哺乳就好。

剖宫产

剖宫产伤口疼睡不着怎么办

剖宫产新妈妈在产后第1周中，伤口周围还会不时出现疼痛情况，有很多新妈妈会因此影响睡眠，晚上睡不好，白天还要照顾宝宝，更会觉得疲惫。这时候，新妈妈可以尝试改变睡姿，以双腿微曲的侧卧姿势睡觉，可以减轻对腹部伤口及周围的牵拉力，从而减轻疼痛。如果剖宫产新妈妈疼痛感非常严重，可以咨询医生，服用一些不影响哺乳的药物减轻疼痛感。

腹带要不要绑

腹带对于子宫、内脏有一定的支撑作用，可防止产后内脏下垂。有不少新妈妈会选择绑腹带，但其实是否用腹带要因人而异。对哺乳的新妈妈来说，使用腹带会勒得胃肠蠕动减慢，影响食欲，造成营养失调，乳汁减少；如果绑得太紧还会使腹压增高，盆底支持组织和韧带的支撑力下降，从而造成子宫脱垂、阴道膨出、尿失禁等症状，危害新妈妈的健康。

剖宫产的新妈妈在手术后的7天内最好使用腹带包裹腹部，可以促进伤口愈合，腹部拆线后不宜长期使用腹带。另外，如果新妈妈内脏器官有下垂症状，最好绑上腹带，有托举内脏的功效。一旦复原，就要松开腹带。

高龄新妈妈护理更麻烦吗

高龄新妈妈更容易出现妊娠高血压、妊娠糖尿病、产后贫血、产后抑郁症等，所以产后确实需要更加关注护理情况，要加强血压、血糖和精神观察。

高龄新妈妈产后所吃食物和其他新妈妈一样，但更应吃些补血、补钙的食物，产后前两周不宜吃红参等大补之物，以防虚不受补，应以温补为主，比较适合的有桂圆、乌鸡等。此外，要补充蛋白质，牛奶、鸡蛋等富含动物蛋白质和黄豆等富含植物蛋白质的食物都应适当食用。

不能过于劳累，但切记也不能躺在床上不动，应适时下地走动，这样更利于恶露的排出和子宫的快速恢复。

从临床上看，新妈妈年龄越大，产后抑郁症的发病率越高，这可能与产后体内激素的变化有关。如常常莫名哭泣、情绪低落等，这时家人一定要多加安慰，安抚新妈妈的情绪。

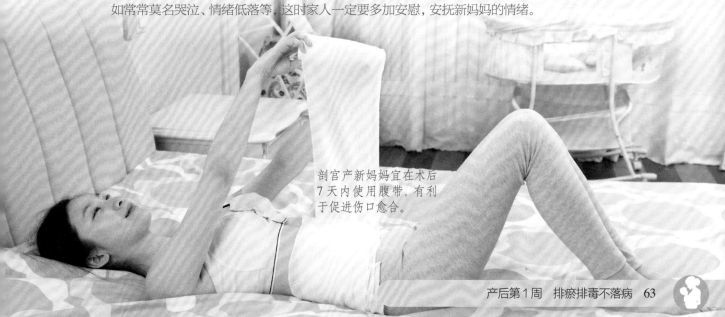

剖宫产新妈妈宜在术后7天内使用腹带，有利于促进伤口愈合。

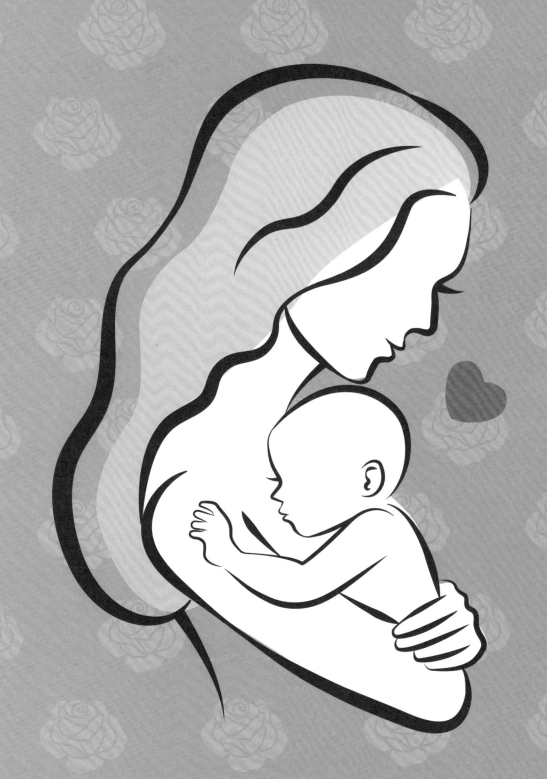

产后第 2 周
补气补血，抵御寒邪

经过前一周的调养和适应，新妈妈的体力开始慢慢恢复，子宫也已经逐渐收缩回到骨盆里。不过此时，新妈妈的身体还没有完全恢复，主要任务还是补气、补血，以促进身体恢复为主。

月嫂私授经验，远离月子病

由于新妈妈在分娩期间消耗过多，导致身体机能低下，免疫力下降，如不及时补气养血，产后恢复不好，极易出现产后虚弱。

先补气血，远离产后虚弱

不同类型虚弱区别对待

产后虚弱主要有气虚、血虚、阴虚等，需要通过不同的进补方式来恢复元气。

气虚型：主要表现为少气懒言、全身乏力、易出汗等，适合食用牛肉、红枣、鲫鱼、糯米等补气虚的食物。

血虚型：主要表现为乏力、眼花、失眠多梦、大便干燥等，适合食用乌鸡、核桃仁等补血虚的食物。

阴虚型：主要表现为怕热、易怒、小便赤黄等，适合多吃鸭肉、莲藕、黑鱼等补阴虚食物。

补虚应循序渐进

产后，虽然新妈妈的身体虚弱需要进补，但是不应立即大补，进补应循序渐进，而且每次进补都应适量。产后第1周吃的清淡的汤粥类食物，已经给新妈妈恢复气血打下了一个不错的基础，到了产后第2周，新妈妈要继续保持不吃寒凉、辛辣的食物，同时多吃一些补气养血的食物，如红枣、乌鸡、枸杞子等食物。

鹿茸不要随便乱吃

鹿茸对于子宫虚冷、不孕等妇科阳虚病症具有较好的作用。因此，很多人认为产后服用鹿茸会有利于新妈妈产后身体康复。但新妈妈在产后容易阴虚亏损、阴血不足、阳气偏旺，如果服用鹿茸会导致阳气更旺，阴气更损，易造成血不循经等阴道不规则流血症状。

产后畏寒怕冷的新妈妈不在少数，这多是由于产后气血亏虚引起，如果平时不注意保养，吹风受凉，会加重畏寒怕冷的情况。

畏寒怕冷，与气血亏虚有关

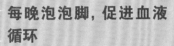

注意保暖很重要

因为产后气血虚弱、筋骨松弛，所以要避免吹风着凉。尤其是冬季和初春坐月子的新妈妈更要注意。可以根据室内的温度选择厚薄适宜的衣服。一般情况下，最舒适的就是宽松的棉质睡衣套装，分上衣、裤子的款式。

即便夏季坐月子也不能贪凉，不吃生冷、过硬的食物，冬季吃水果时，最好放温水里暖一下，以不冰凉为原则。

月子期间也不宜外出，尤其是冬季，但是在室内适当运动还是有必要的。

每晚泡泡脚，促进血液循环

用热水泡脚，能促进血液循环，新妈妈在产后可以每天晚上泡泡脚，不仅能够温暖双脚，还有助于提高睡眠质量。泡脚水温以 40℃ 左右为宜，泡脚时间不宜过长，以不超过 30 分钟为宜。在泡脚期间，一定要不时加入热水，避免中途水温降低。泡脚后也应用干净的毛巾，及时将脚上、腿上的水擦干，穿好鞋袜，以免受风、受寒。

新妈妈在家洗澡后，也要注意防寒保暖，洗澡后应擦干头发和身体，避免受凉，否则，不仅容易导致产后头疼，还会加重畏寒怕冷的情况。

饮食调养

新妈妈在本周要注意补气补血，选择一些富含铁的食物或者是可促进血液循环的营养品，如动物内脏、海带、紫菜、菠菜、芹菜、西红柿、桂圆、红枣、红衣花生等。同时，新妈妈还可以多吃一些含有优质蛋白质的食物，如牛奶、鸡、鱼、瘦肉、动物肝脏等，帮助新妈妈恢复体力、增强抵抗力。此外，豆类中的植物蛋白质也是新妈妈不能缺少的营养素。

新妈妈除了适当多摄取上述补气血的食物外，还要保证营养均衡，瘦肉、鸡蛋、牛奶，鱼类、蔬菜都要吃一些，保证饮食多样性，这样有利于身体恢复。

产后第2周护理重点

进入月子的第2周,新妈妈的伤口基本上愈合了。出院回家后,如何哺喂宝宝还需要新妈妈学习。除了照顾宝宝,新妈妈也要注意自身的身体健康,不可忽视任何不适,以免留下月子病。

注意腰部保暖

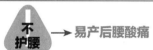 → **易产后腰酸痛**

新妈妈产后体质虚弱,怀孕期间腰部又受力较重,容易受风寒侵袭,所以新妈妈平时应注意腰部保暖,特别是天气变化时要及时添加衣服,避免受冷风侵袭,因为受凉会加重疼痛。可以用旧衣物制作一个简单的护腰,最好以棉絮填充,并且在腰带部位缝几排纽扣,以便随时调节松紧。护腰不要系得太松也不要系得太紧,太松会显得臃肿、碍事,也不能起到很好的防护和保暖作用;太紧会影响腰部血液循环。爱美的新妈妈不宜过早穿露腰的衣服,要随着天气变化及时增添衣物。

何时能洗澡要看自身情况

产后什么时候可以洗澡,这是新妈妈非常关注的。国外的新妈妈生完宝宝第二天就可以洗澡了,但是我们国家的传统却是坐月子期间不可以洗澡、洗头。针对现在的生活条件和新妈妈的体质,我们不妨折中一下,顺产新妈妈产后1周左右开始洗澡,而剖宫产新妈妈要等到第2周后,不过一定要采取淋浴。

另外,产后初期不适合洗澡的时候,家人也要每天用温热的湿毛巾给新妈妈擦擦身体。同时不要忽视了头发,新妈妈不能湿着头发入睡,头发未干时不宜扎起来,要及时擦干。

产后洗澡不宜盆浴

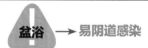 → **易阴道感染**

产后新妈妈洗澡的方式早期以擦浴为宜,之后可以淋浴,但月子期间千万不要盆浴。因为产后在子宫腔、阴道、会阴等处都不同程度地留有创面,洗澡用过的脏水可能进入生殖道而引起创面感染,所以不能盆浴。

产后洗脸用温水

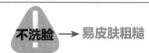 → **易皮肤粗糙**

做个美丽的新妈妈就从每天洗脸开始。产后新妈妈洗脸最好用温水。对油性皮肤者来说,温水能使皮肤的毛细血管扩张、毛孔开放,促进代谢物排出,有利于清洁皮肤;干性皮肤的人用温水洗脸可避免过冷或过热对皮肤的刺激。

新妈妈的身体有所好转，但还未恢复到孕前状态，仍要以休养为主，此时补气血、促恢复尤为重要。

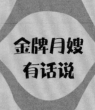

勤换衣服

新妈妈产后皮肤排泄功能旺盛，出汗多，汗液常浸湿衣服、被褥。同时，乳房开始泌乳，经常弄湿内衣，恶露也常常弄湿内裤。因此，新妈妈的衣服要常换，特别是贴身内衣更应经常换洗。内裤最好一天一换，上衣也要至少两天一换，以保持卫生，防止感染。

宽松棉质内衣更适合新妈妈

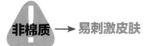

非棉质 → 易刺激皮肤

新妈妈的生理状况较为特殊，毛孔呈开放状态，易出汗，又要喂养宝宝，因此，内衣裤应选择吸汗、透气性好、无刺激性的纯棉面料，不宜穿化纤类内衣。很多新妈妈怕产后发胖，体形改变，就穿紧身衣服，束胸或穿牛仔裤来掩盖发胖的身形。这样的衣着不利于血液循环，特别是乳房受挤压极易患奶疖。所以产后衣着应以宽大舒适为好，不要过于紧身。

月子衣物最好用手洗

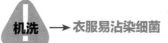

机洗 → 衣服易沾染细菌

月子期间的衣物，尤其是贴身的，清洗时最好用手洗。洗衣机中的洗衣槽容易积累灰尘、细菌，洗衣时容易粘在衣物上，产后新妈妈抵抗力差，会大大增加被细菌侵袭的概率。宝宝的衣物也最好手洗，并注意一定要漂洗干净。

产后不宜急着游泳瘦身

产后不久就下水游泳，通过增加运动量减少孕期积累的全身脂肪，是许多爱美妈妈的选择。但是，产后立即游泳会大大增加产后新妈妈得风湿病的可能，而且，在子宫没有完全恢复时游泳，容易造成细菌感染，引发慢性盆腔炎。此外，产后新妈妈气血两虚，如果游泳时水的温度过低，可能会导致风寒侵入体内，反而不利于身体的恢复。所以，新妈妈不要着急瘦身，还应以休养为主。

洗澡不受凉，不落风湿病

在月子期间，新妈妈也要保持身体洁净，以防细菌感染。但清洁身体时要注意保暖，尤其是洗完澡，从浴室中出来时要避免受风。

洗澡水温：洗澡水温应以接近体表温度为宜，保持在37℃或是稍微偏热一点即可。

洗澡时间：新妈妈产后身体还没有完全恢复，不宜久站，洗澡时间也要压缩，以5~10分钟为宜。

擦干身体：洗完澡后，新妈妈绝不能随便用浴巾一裹身体就出浴室，要在浴室内擦干身体再出来，避免受凉。

包住头发：头发不易擦干，如果顶着一头湿发出浴室，很容易落下产后头痛的毛病，新妈妈应用干毛巾将头发包住，避免吹风。

过早剧烈运动，伤口不好恢复

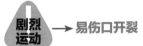

剧烈运动 → 易伤口开裂

产后不能过早剧烈运动，否则易影响器官的恢复，造成剖宫产刀口或侧切伤口开裂。另外，产后还要避免长时间弯腰、久站、久蹲或是做重体力活，以防止子宫出血和子宫下垂，影响新妈妈的体形恢复和身体健康。

不要做重体力劳动

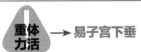

重体力活 → 易子宫下垂

产后新妈妈不要过早做重体力劳动，以免日后造成阴道膨出和子宫脱垂。不过，可以适当做产后恢复体操，它可以很好地恢复盆底肌肉、腹肌、腰肌的张力和功能，对防止产后尿失禁，膀胱、阴道膨出和子宫脱垂有很好的作用。

产后大量出汗很正常

新妈妈自然分娩后一般都会大量出汗，这种情况大概会持续2周，不必太担心。大量出汗与孕期血容量增加、分娩时消耗大量体力有关。另外，怀孕期间雌激素水平明显增加，使孕妈妈身体内潴留一些水分，这些多余的体液在产后就要通过尿液和汗液排出。因此在产后2周内，新妈妈会经常出汗。

伤口保持清洁，防感染

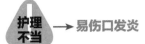

护理不当 → 易伤口发炎

剖宫产2周之内，新妈妈要避免腹部切口沾水，全身的清洁宜采用擦浴，必要时可贴上防水胶布，在此之后可以淋浴，但恶露未排干净之前一定要禁止盆浴。如果是夏天，要及时擦去身上的汗液。除了拒绝潮湿，保持干爽之外，新妈妈也要保持所穿的衣服干净整洁。另外，伤口要勤换药，保持伤口及伤口周围清洁干爽。在咳嗽、笑、下床前，应以手或束腹带固定伤口部位。

不可长时间待在空调房里

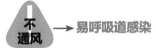

不通风 → 易呼吸道感染

由于空调房密闭，房间湿度低、空气质量下降，适合细菌、病毒繁殖，容易使新妈妈感到头昏、疲倦、心烦气躁。因此，新妈妈不能长时间待在空调房里。

最好的方法是经常开窗换气，以确保室内外空气对流交换。一般空调开1~3小时后关一会儿，然后打开窗户将室内空气排出，使室外新鲜空气进入。

用牛角梳梳头

每天梳梳头，新妈妈会觉得心情舒畅、轻快。不过，新妈妈梳头时要选择合适的梳子，最好使用牛角梳。因为牛角制品有一定的保健作用，且牛角梳坚固不易变形，梳齿排列均匀、整齐，间隔宽窄合适，不疏不密；梳齿的尖端比较钝圆，梳头时不会损伤头皮而引起头皮不适。不宜选用塑料及金属制品的梳子，这类梳子易引起静电，不易梳理且容易使头发干枯、断裂。

新妈妈梳头应每天早晚进行，不要等到头发很乱，甚至打结了才梳，这样容易造成头发和头皮损伤。头发打结时，从发梢梳起，可用梳子蘸医用酒精梳理。

新妈妈梳头的时候千万不可用力，要顺着头皮一下一下地轻轻梳理，不仅可以清洁头发，还能起到按摩头皮的作用。

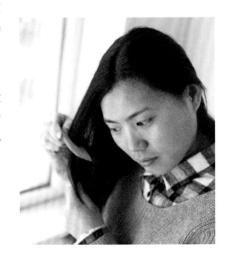

有效去除妊娠纹

生宝宝是一件非常骄傲和幸福的事情，但新妈妈的肚子上、大腿上会留下恼人的妊娠纹，严重影响新妈妈的心情。那么如何有效去除妊娠纹呢？

适当补充维生素。平时可多吃些富含维生素 B_6 的牛奶及奶制品，以及富含维生素 C 的食物，如橘子、草莓和绿色蔬菜等。

适当按摩。按摩有助于增加皮肤弹性。在洗澡时，以打圈的方式轻轻按摩有妊娠纹的部位。

调养休息。产后无论多忙都要保证每天 8 小时以上的睡眠，调整体内激素的分泌。另外，还要进行适当的身体锻炼。

不要过早进行美白祛斑护理

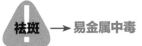

祛斑 → 易金属中毒

妊娠斑，包括黄褐斑、蝴蝶斑或色素沉着，是新妈妈最想清除的皮肤问题。其实，产后美白祛斑不宜过早进行，这是因为随着产后身体的恢复，大部分新妈妈的妊娠斑都能慢慢淡下来。

不过，对于需要使用美白祛斑产品的新妈妈，最好选用原料天然、成分简单的美白祛斑产品。有的美白祛斑产品中添加了铅、汞等重金属成分，会进入乳汁危及宝宝的健康。所以新妈妈哺乳期应该避免使用这类美白祛斑产品，不确定成分的美白产品最好也不用。

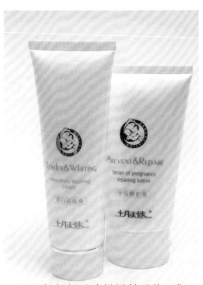

新妈妈要选择原料天然、成分简单的产品来护理皮肤。

按摩减轻妊娠纹

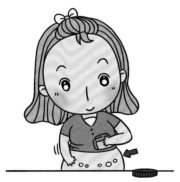

1. 取适量妊娠纹防护按摩霜，均匀涂抹于腹部等长妊娠纹的部位。

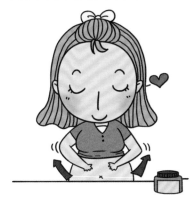

2. 双手手心由腹部中心（肚脐以下位置），自下向上，由中心向两侧轻轻涂抹。

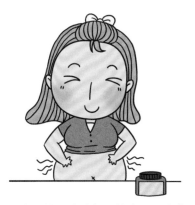

3. 用掌心按顺时针打圈按摩 3~5 分钟，让肌肤充分吸收营养精华。

产后第2周饮食指导

经过一周的调养和适应，新妈妈的体力慢慢恢复，胃口也逐渐好转，此时饮食应以清补为主，重在补气、养生、修复，再增加一些补养气血、滋阴、补阳气的温和食材来调理身体。此外，新妈妈的身体仍然处于恢复阶段，应适当多吃一些高蛋白质和补虚的食物。

吃补血食物，促进身体恢复

进入月子的第2周，新妈妈的伤口基本上愈合了，胃口也明显好转，此时正是进补的最好时机，新妈妈应适量多吃一些补血食物调理气血，以促进身体恢复、帮助子宫继续收缩，如猪心、红枣、猪蹄、花生、枸杞子等。同时新妈妈还可以吃一些有助于伤口愈合的食物，如虾、木耳、鸡蛋等。

保持饮食多样化

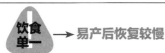

饮食单一 → **易产后恢复较慢**

新妈妈产后身体的恢复和宝宝的健康成长均需要全面的营养物质，因此新妈妈千万不要偏食，粗粮和细粮都要吃，不能只吃精米精面，还要搭配杂粮，如小米、燕麦、玉米粉、糙米、红豆、绿豆等。这样既可保证各种营养素的摄取，还可以提高食物的营养价值，对新妈妈身体的恢复很有益处。

辛辣燥热食物易加重内热

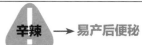

辛辣 → **易产后便秘**

产后新妈妈大量失血、出汗，加之组织间液也较多地进入血循环，故机体阴津明显不足，而辛辣燥热食物均会伤津耗液，使新妈妈上火、口舌生疮、大便秘结或痔疮发作，而且会通过乳汁使宝宝内热加重。因此，新妈妈应忌食韭菜、葱、大蒜、辣椒、胡椒、小茴香等。

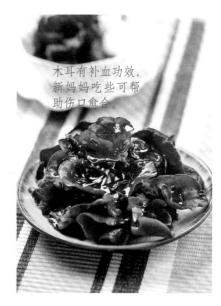

木耳有补血功效，新妈妈吃些可帮助伤口愈合。

恶露未净，不宜盲目进补。饮食重点应放在促进新陈代谢、调理气血上。

新妈妈一定要吃早餐

不吃早餐 → 易产后无力

哺乳期新妈妈的早餐非常重要。经过一夜的睡眠，体内的营养已消耗殆尽，血糖浓度处于偏低状态，如果不能及时提高血糖浓度，就会出现头昏心慌、四肢无力、精神不振等症状。而且哺乳新妈妈还需要更多的能量来喂养宝宝，所以这时的早餐要比平常更丰富。

暴饮暴食不利于身体恢复

虽然在产后第2周新妈妈的胃口要比之前好很多，但也要控制食量，绝不能暴饮暴食。暴饮暴食只会让新妈妈的体重增加，造成肥胖，对身体恢复没有一点好处。对于哺乳新妈妈而言，如果奶水不充足，食量可以比孕期稍微增加一些，但最好不要超过1/5的量。如果新妈妈的泌乳量正常，能够满足宝宝所需，则进食量应该与孕期持平。

多吃蔬果，防治便秘

只吃肉 → 易消化不良

水果、蔬菜中营养丰富，富含维生素和膳食纤维，有增进食欲、促进胃肠道功能的恢复、预防大便秘结、缓解产褥期便秘症等功效。另外，多吃水果和蔬菜可以促进人体对糖分、蛋白质的吸收利用，帮助新妈妈达到营养均衡的目的。不过，新妈妈要注意，吃的时候要避免直接吃凉的蔬菜，别从冰箱中拿出来直接就吃，应放至室温后再吃。

晚餐吃得过饱，身体恢复受影响

吃过多 → 易影响睡眠质量

产后各系统尚未康复，晚餐不宜吃得太饱，否则容易引起多种问题。首先，如果吃太饱，胃肠负担加重，会引起消化不良、胃胀等。而且晚餐吃得太饱，还会影响睡眠质量。

产后及时补钙，预防骨质疏松

在怀孕晚期及产后3个月，新妈妈体内钙含量降低，骨骼更新钙的能力下降，哺乳也会让新妈妈流失更多的钙，极易出现骨质疏松等问题，因此新妈妈要注意补充钙质。

优选牛奶补钙：牛奶含钙量丰富，且较易被人体吸收，每天坚持喝1杯牛奶，可以有效预防缺钙引起的抽筋、腰背痛等产后不适。

豆制品补钙：豆制品中钙较为丰富，且口味清淡，蛋白质丰富，适合新妈妈在需要清淡饮食的产后第2周补钙时食用，也能帮助新妈妈尽快恢复身体。

别忘了晒太阳：每天，新妈妈坚持晒20~30分钟太阳，可以保证体内促进钙吸收的维生素D正常合成，有助于新妈妈补钙。

产后可以适量吃山楂

山楂对子宫有兴奋作用，可刺激子宫收缩，促进恶露排出，减轻腹痛。而且产后妈妈由于过度劳累，往往食欲缺乏、口干舌燥，如果适当吃些山楂，能够促进食欲、帮助消化，有助于新妈妈从食物中获取更多的营养成分，有利于身体康复，还有利于分泌乳汁，保证母乳喂养。

香油有助于排恶露

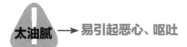

香油中含有丰富的不饱和脂肪酸，能够促进子宫收缩和恶露排出，帮助子宫尽快恢复，同时香油还有通便的作用，可避免产后新妈妈发生便秘。另外，香油中含有丰富的必需氨基酸，对于气血流失的新妈妈，有很好的滋补功效。但新妈妈要注意摄入量，避免因为油腻出现恶心、呕吐等情况。

正常恶露一般会持续2~4周，剖宫产新妈妈比顺产新妈妈排出的恶露要少些，但如果血性恶露持续2周以上、量多或恶露持续时间长且为脓性、有臭味，可能出现了细菌感染，要及时到医院检查。新妈妈可吃些有助于恶露排出的食物，如山楂、莲藕、香油等。

宜选择松软、多水分的食物

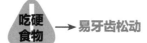

新妈妈在产后容易出现牙齿松动的情况，如果在这一时期选择过硬的食物，不仅不利于食物消化，还会影响牙齿的健康。因此，建议新妈妈在这一阶段多选择松软的食物。此外，由于本周新妈妈的乳汁分泌会有所增多，需要多补充一些水分，可以适当增加食物中的水分，平时多喝汤、牛奶、粥等。同样，新妈妈产后抵抗力差，容易罹患胃肠炎等消化道疾病。除了不宜吃硬的食物之外，尽量也不食用生冷和寒性的食物，否则会加重牙齿和胃肠的负担。

补充维生素，增强免疫力

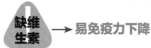

有些新妈妈发现产后身体免疫力下降，皮肤也变得不好了，其实这种情况多是由于体内缺乏维生素造成的。此外，新生儿生长发育需要充足的维生素，新妈妈体内维生素充足，才能保证乳汁中足够的维生素含量。因此，产后新妈妈宜注意补充维生素，可多吃一些富含维生素的食物，如深绿色、黄绿色蔬菜和水果，也可以多晒晒太阳，以促进体内维生素 D 的合成，如有必要，还可以在医生的指导下，通过服食复合维生素片剂的方式补充维生素。

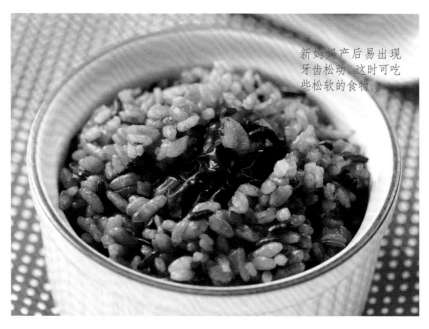

新妈妈产后易出现牙齿松动，这时可吃些松软的食物。

吃虾养血通乳

虾的营养丰富，且肉质松软，易消化，对身体虚弱以及产后需要调养的新妈妈是极好的食物。虾中含有丰富的镁，镁对心脏活动具有重要的调节作用，能很好地保护心血管系统，它可减少血液中胆固醇的含量，预防动脉硬化，同时还能扩张冠状动脉。而且，虾的通乳作用较强，并且富含磷、钙，对产后乳汁分泌较少、胃口较差的新妈妈很有补益作用。

只吃一种主食，易出现营养不足

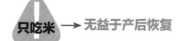

只吃米 ➝ 无益于产后恢复

产后新妈妈身体虚弱，肠道消化能力也弱，除了食物要做得软烂外，还要有营养，保持饮食多样化。尤其是月子中的主食，新妈妈可以有很多选择，比如：小米可开胃健脾、助安眠；糯米适用于产后体虚的新妈妈；燕麦富含氨基酸，也是不错的补益佳品。主食多样化才能满足新妈妈的营养需要。

吃热食，避免胃部受凉

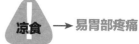

凉食 ➝ 易胃部疼痛

生完宝宝之后，会发现时间过得非常快，每天都忙碌而充实，一会儿宝宝拉便便了，一会儿又该给宝宝喂奶了，等处理完这些事情才发现，热气腾腾的饭菜已经凉了。这时，新妈妈千万不要图省事，一定要再重新加热，处理得当后再吃，以免吃凉食让胃部受凉，引起胃痛等情况。

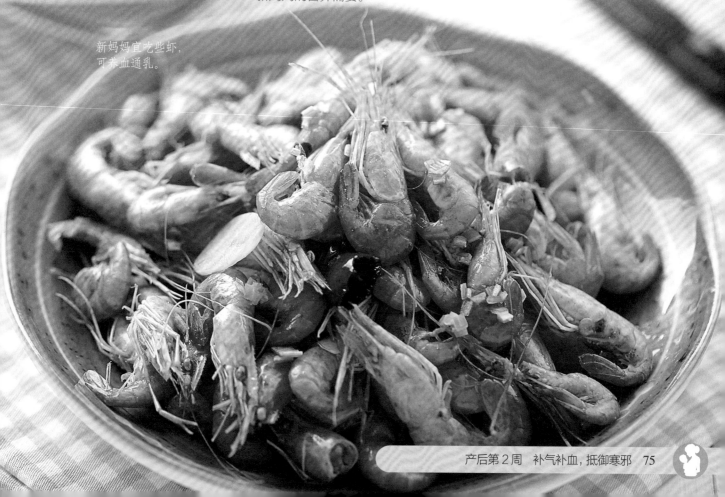

新妈妈宜吃些虾，可养血通乳。

产后第 2 周私房月子餐

回到家中的新妈妈在情绪上和身体上都会有明显的好转。熟悉的环境、温暖的氛围都会给新妈妈带来良好的感觉,新妈妈的体力也在慢慢恢复。无论是顺产还是剖宫产,此时要开始循序进补了。

三色补血汤

原料:南瓜50克,银耳10克,莲子、红枣各5颗,红糖适量。

做法:

① 南瓜洗净,去子、去皮,切成块。

② 莲子剥去苦心;红枣去除枣核,洗净;银耳泡发后,去除根蒂,撕成小朵。

③ 将南瓜块、莲子、红枣、泡发银耳和红糖一起放入砂锅中,再加入适量温水,大火烧开后转小火慢慢煲煮约30分钟,将南瓜块煮至熟烂即可。

功效:此汤清热补血、养心安神,是产后新妈妈补血养颜的佳品。

花生红豆汤

原料:红豆、花生仁各30克,糖桂花适量。

做法:

① 红豆与花生仁清洗干净,并用清水泡2小时。

② 将泡好的红豆与花生仁连同清水一并放入锅内,开大火煮沸。

③ 煮沸后改用小火煲1小时,出锅时将糖桂花放入即可。

功效:花生仁和红豆都有很好的补血作用。

银鱼苋菜汤

原料:银鱼100克,苋菜60克,蒜末、姜末、盐各适量。

做法:

① 银鱼洗净,沥干水分;苋菜洗净,切成段。

② 油锅烧热,撒入蒜末和姜末爆香,放入银鱼快速翻炒,再加入苋菜段,炒至微软。

③ 锅内加清水,大火煮5分钟,放盐调味即可。

功效:银鱼富含蛋白质、钙、磷,可滋阴补虚,和苋菜同食,能强身健体,提高新妈妈的免疫力。

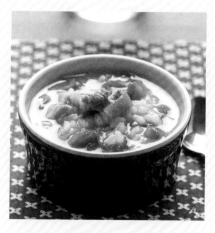
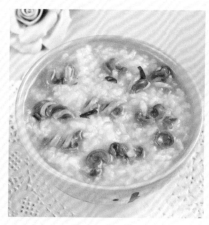
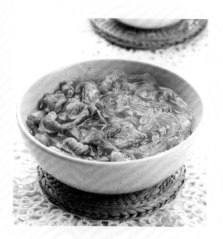

西红柿排骨粥

原料: 西红柿 2 个, 排骨 300 克, 大米 100 克 , 盐适量。

做法:

① 排骨剁碎; 西红柿洗净, 切块; 大米洗净, 浸泡。

② 锅置火上, 放入排骨和适量清水, 大火烧沸后改小火, 熬煮 1 小时。

③ 放入大米、西红柿块, 继续熬煮成粥; 待粥熟时, 加盐即可。

功效: 新妈妈常食可帮助恢复体力, 调理气血。

猪肚粥

原料: 猪肚 100 克, 大米 50 克, 面粉、盐、葱花各适量。

做法:

① 将猪肚用盐、面粉搓洗干净, 切成细丝, 放入沸水锅烫一烫, 捞出, 备用。

② 把大米洗净, 与猪肚丝一起放入锅内, 加清水适量, 置于火上。

③ 大火煮沸后, 转用小火煮至粥稠, 加入盐调味, 撒上葱花即成。

功效: 猪肚富含蛋白质、脂肪、矿物质等营养成分, 具有补虚损、健脾胃的功效, 哺乳新妈妈常食此粥可增强食欲、补中益气、强身健体。

牛肉粉丝汤

原料: 牛肉 100 克, 粉丝 50 克, 虾 8 只, 盐、料酒、淀粉、香菜叶、香油各适量。

做法:

① 将粉丝放入水中, 泡发, 备用; 虾洗净, 去虾线; 牛肉切薄片, 加淀粉、料酒、盐拌匀。

② 锅中加适量清水, 烧沸, 放入牛肉片、发好的粉丝、虾, 用中火煮 5 分钟。

③ 放入盐调味后, 盛入碗中, 加香菜叶, 淋上香油即可。

功效: 这是一道高钙、高铁、高锌、高蛋白质的营养配餐, 适合给哺乳新妈妈补充营养。

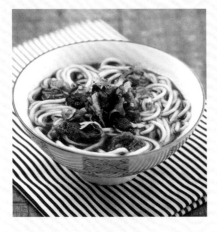

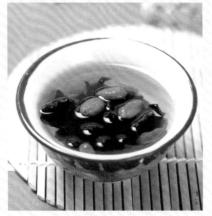

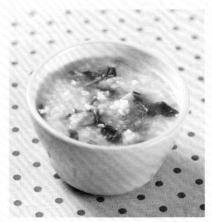

红烧牛肉面

原料：牛肉 50 克，面条 100 克，葱段、姜丝、香菜末、酱油、冰糖、盐各适量。

做法：

① 将葱段、姜丝、盐、冰糖、酱油放入沸水中，用大火煮 4 分钟，制成汤汁。

② 牛肉放入汤汁中，用中火将牛肉煮熟，然后将牛肉取出切块。

③ 将面条放入汤汁中，大火煮沸、煮熟后，盛入碗中，放入牛肉块、香菜末即可。

功效：牛肉能补中益气，滋养脾胃，强健筋骨，提高机体抗病能力，对产后新妈妈补充失血、修复组织等特别适宜。

益母草木耳汤

原料：益母草、枸杞子各 10 克，木耳 20 克，冰糖适量。

做法：

① 益母草洗净后用纱布包好，扎紧口，备用。

② 木耳用清水泡发后，去蒂洗净，撕成小片，备用；枸杞子洗净，备用。

③ 锅置火上，放入清水、益母草包、木耳、枸杞子，用中火煎煮 30 分钟。

④ 出锅前取出益母草包，放入冰糖调味即可。

功效：木耳富含多糖胶体，它具有较强的吸附作用，是新妈妈排出体内毒素的好帮手。

猪肝油菜粥

原料：熟猪肝、油菜、大米各 50 克，姜末、葱花、香油、盐各适量。

做法：

① 大米淘好，浸泡半小时；熟猪肝切片；油菜洗净，切段。

② 锅内加适量清水，放入大米，水煮滚，转小火熬煮至米熟烂。

③ 放入猪肝片和油菜段、姜末，再煮至油菜段烂软，调入适量盐和葱花、香油即可。

功效：猪肝可补血；油菜可以促进肠胃蠕动，缓解产后便秘。

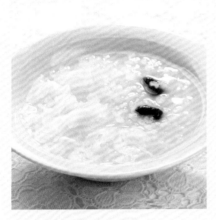

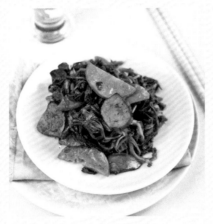

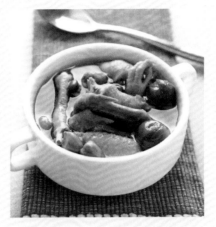

红枣银耳粥

原料：大米 50 克，干银耳 15 克，红枣 2 颗，冰糖适量。

做法：

① 大米淘洗干净；干银耳用温水泡发，撕小朵；红枣洗净，去核。

② 在锅中放入清水，加入大米、红枣，大火烧沸。

③ 转小火，加入银耳、冰糖，煮熟即可。

功效：银耳含有蛋白质、碳水化合物、膳食纤维等物质，其含有的酸性黏多糖可以增强新妈妈的免疫功能。

羊肝炒荠菜

原料：羊肝 100 克，荠菜 50 克，火腿 10 克，姜片、盐、水淀粉各适量。

做法：

① 羊肝洗净，切片；荠菜洗净、切段；火腿切片。

② 锅内加水，待水烧开时，放入羊肝片，快速汆烫后，捞出冲洗干净。

③ 另起油锅，放入姜片、荠菜段，用中火炒至断生，加入火腿片、羊肝片，调入盐炒至入味，然后用水淀粉勾芡即可。

功效：荠菜有开胃、健脾、消食的功效，而且还含有丰富的铁，具有很好的补血功效，很适合新妈妈食用。

红豆花生乳鸽汤

原料：乳鸽 1 只，红豆、花生仁、桂圆肉各 30 克，盐适量。

做法：

① 红豆、花生仁、桂圆肉分别洗净，浸泡。

② 乳鸽宰杀后洗净，斩块，在沸水中烫一下，去除血水。

③ 在砂锅中放入适量清水，烧沸后放入乳鸽块、红豆、花生仁、桂圆肉，用大火煮沸后，改用小火煲，等熟透后加盐调味即可。

功效：此汤营养丰富，不仅可以帮助哺乳新妈妈分泌乳汁，还能促进新妈妈的伤口愈合，预防贫血。

月嫂有问必答

护眼 产后不能看书、看电视吗

俗话说"新妈妈一滴泪比十两黄金还贵重"，所以产后眼部的保养是非常重要的，若没有好好休息与护理，眼睛的老化速度会加快，也容易引起干眼症、青光眼、白内障等眼部疾病。但并不是说，月子中就不能看书和电视，如果新妈妈的精神、体力恢复都较好，是可以短时间读书看报的，适当的娱乐也能帮助新妈妈保持愉悦心情，对产后恢复、泌乳都有好处。不过，新妈妈一定要掌握好时间，每次以半小时左右为宜，避免眼睛疲劳，每天总共用眼时间不宜超过 2 小时。

少吃盐 产后是不是要忌盐

老理儿讲在月子里吃的菜和汤里不能放盐，要"忌盐"，认为放盐就会没奶，这是不科学的。盐中含有钠，如果新妈妈限制钠的摄入，影响了体内电解质的平衡，就会影响新妈妈的食欲，进而影响新妈妈泌乳，甚至会影响到宝宝的身体发育。但盐吃多了，会加重肾脏的负担，对肾不利，还会使血压升高。因此，月子里的新妈妈不能吃太多盐，但也不能"忌盐"。

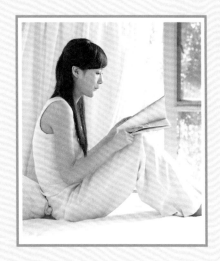

心情 产后心情不好怎么办

产后有的新妈妈经常无缘无故地发脾气，不仅影响身心健康，不良的家庭氛围也会对宝宝的成长产生不利影响。新妈妈可以尝试以下方法来转移自己的注意力：

1. 可以和别的妈妈多多交流育儿心得和产后恢复心得。

2. 请家人一起照顾宝宝，不要试图一个人应对所有杂事，尤其是让新爸爸参与照顾宝宝，会让新妈妈感觉自己并不是孤立无援的。

3. 把宝宝的变化和坐月子的感想记录下来，当你翻阅并记录这些的时候，你的心情会随之平静下来。

夏天也要防吹风吗

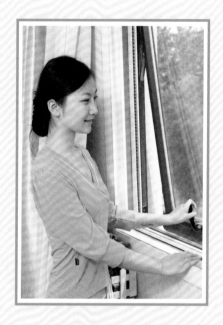

有些新妈妈认为，夏天温度高，吹些风也不会着凉，不会落下什么病痛，但新妈妈往往忽略了夏天爱出汗这一点。新妈妈在产后本来就容易出汗，夏天更容易出汗，此时直接吹风，体表的汗会让身体加速降温，很容易造成新妈妈着凉，引起骨痛、关节炎等问题。所以，新妈妈即便是在夏天也要防吹风，还要经常将身上的汗擦干、换下汗湿的衣物，穿上透气、舒适的衣服，避免着凉。同样，如果新妈妈在室内，也要避免空调和风扇直吹向自己，以防生病不利于身体的恢复。

会阴痛

没有侧切，为什么会阴还是觉得疼

有些顺产新妈妈并没有进行会阴侧切手术，但产后恢复时，还是会觉得会阴部位有疼痛感，甚至还会担心，是不是感染了或是生病了。其实，只要是顺产的新妈妈，不管有没有侧切，都会感觉会阴部位有些疼痛，这是因为会阴肌肉在分娩过程中被挤压、拉伸造成的。而产后第 2 周，会阴肌肉还没有完全恢复好，所以才会出现会阴疼痛的现象。新妈妈注意保持会阴部位干爽，过几天后疼痛情况就会有所好转。

性生活

到底什么时候可以有性生活

产后到底什么时候可以有性生活，很多夫妻都会考虑这个问题。这需要看女性性器官在分娩后的恢复状况。顺产后的 56 天内不能过性生活。剖宫产最好在分娩后 3 个月才能过性生活。在生产中使用了产钳及有缝合术者，应在伤口愈合、组织复原后，即约产后 70 天再过性生活。总之，在这些器官组织复原前，要绝对禁止性生活。

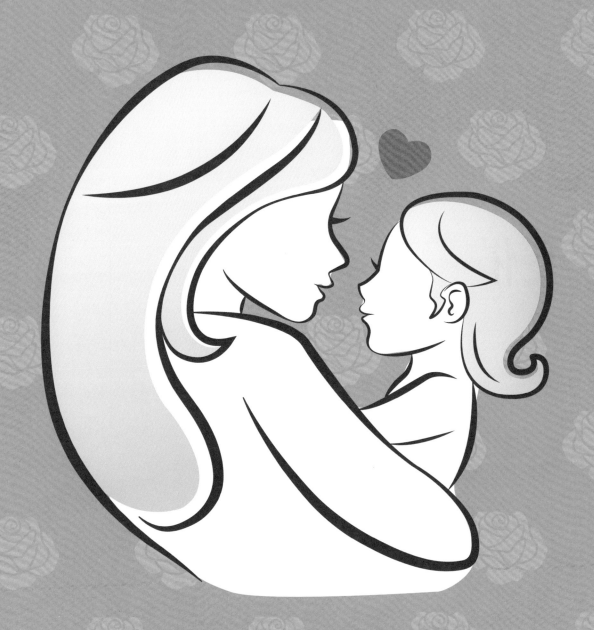

产后第 3 周
适度催乳，远离乳房不适

新妈妈身上的不适感在减轻，比起前两周，无论从身体上还是精神上都会很轻松。此时，新妈妈全部的心思都放在喂养宝宝上，促进乳汁完美而顺畅地分泌仍是重中之重。同时，新妈妈也要注意保护好乳房，远离乳腺炎、乳头破损等恼人的问题。

月嫂私授经验，远离月子病

新妈妈的乳头娇嫩，如果没能掌握正确的哺乳姿势，宝宝吸吮力度太大，再加上有意或无意地咬乳头，很容易导致新妈妈乳头破损。

正确喂宝宝，乳头不破损

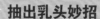

防治乳头皲裂的措施

每次喂奶最好不超过20分钟，还要采取正确的哺乳方式，让宝宝含住乳头和大部分乳晕。对于已经裂开的乳头，可以每天使用熟的食用油涂抹伤口处，促进伤口愈合。喂奶前新妈妈可以先挤一点奶出来，这样乳晕就会变软，有利于宝宝吸吮。如果乳头皲裂较为严重，应停止喂奶24~48小时。或使用乳头保护罩，使宝宝不直接接触乳头，也可使用吸奶器直接挤到消过毒的干净奶瓶里来喂宝宝。

抽出乳头妙招

让宝宝吃饱后自动结束吸吮是最自然、最好的。如果宝宝对乳头恋恋不舍，即便吃饱了也叼着玩，这时，就需要新妈妈来帮忙了。哺乳结束时，不要强行用力拉出乳头，这样会引起疼痛或皮损，应让宝宝自己张口将乳头自然地吐出。新妈妈可将食指伸进宝宝的嘴角，慢慢让他把嘴松开，再抽出乳头。还可用手指轻轻压一下宝宝的下巴或下嘴唇，这样会使宝宝松开乳头。

不要让宝宝含着乳头睡觉

别让宝宝含着乳头睡觉，含着乳头睡觉，既影响宝宝睡眠，也不易养成良好的吃奶习惯，而且可能堵着宝宝的鼻子容易造成窒息，还有可能导致新妈妈乳头皲裂。

新妈妈晚上喂奶最好坐起来抱着宝宝哺乳，结束后，可以让宝宝听着妈妈心脏跳动的声音，或者是哼着小调让宝宝快速进入梦乡。

产后第3周，大多数新妈妈的身体恢复较好，宝宝的食量也渐大。新妈妈可以开始吃些促进泌乳的食物。此阶段，新妈妈易发生乳房胀痛，乳房摸起来很硬，并且有结块，一碰就痛，有的还伴有发热。

及时疏通乳腺，不胀痛不发炎

哺喂宝宝是疏通乳腺的好方法

新妈妈的泌乳量会逐渐增加。如果哺乳后没有将乳房排空，容易发生乳房胀痛，新妈妈可能会感觉乳房发硬、发热，甚至疼痛。这时，新妈妈要注意及时排空乳房，能有效减轻胀奶。而哺喂宝宝是疏通乳腺的好方法。

白天黑夜都应坚持喂奶，用手辅助宝宝吸吮乳房，尽量让宝宝吸空乳房中的乳汁。如果宝宝食量较小，也可用吸奶器、手将乳汁挤出。两次哺乳期间冰敷乳房，也有助于缓解胀痛感。

圆白菜叶子帮助消肿胀

选用在冰箱冷藏室放置的圆白菜，将叶子一片片剥下来（尽量保持完整），冲洗干净并擦干。用擀面杖稍微碾压一下，使它更容易贴合乳房，注意将较粗的叶脉碾压软一些或者削平。用几张叶子包裹住肿胀的乳房，等叶子蔫了就可以更换。如果肿胀严重可以二三十分钟更换一次。

热敷按摩缓解胀痛

热敷按摩是一种较为传统的缓解乳房肿痛的方法，效果也较为明显。新妈妈也可以将冷、热湿毛巾交替敷于乳房上，效果更加明显。同时力度适中地按摩乳房，将乳房中多余的乳汁挤出，也可缓解胀痛感。

天天喝催乳汤会加重胀痛情况

本周，宝宝对乳汁的需求量变大，新妈妈喝催乳汤可以增加泌乳，但如果每天都喝催乳汤，容易引发、加重新妈妈乳房胀痛的情况。而且，如果催乳汤较为油腻，还会造成乳腺堵塞，引发乳腺炎。因此，产后不宜天天喝催乳汤。

不穿过紧的胸罩

随着泌乳的增加，新妈妈的乳房要比产前大。此时，有乳腺胀痛情况的新妈妈一定不要再穿已经小了的胸罩了，因为过紧的胸罩不仅会压迫乳腺，加重乳房痛感，而且紧紧将乳房束缚起来，容易诱发乳腺炎。

产后第 3 周护理重点

第 3 周，新妈妈的精神和体力都恢复了很多，侧切或剖宫产的伤口已经愈合，痛感也不强烈了，新妈妈可以根据自身泌乳情况和宝宝的食量进行催乳，同时，千万别忽视对乳房的保养。

产后第 3 周，可适当催乳了

本周，宝宝对母乳的需求增大了，总是把新妈妈的乳房吃得瘪瘪的。催乳成为新妈妈当前进补最主要的目的。哺乳期大概为一年左右，所以产后初期保证良好的乳汁分泌和乳腺管畅通，会给整个哺乳期提供保障。

奶少也不要放弃母乳喂养

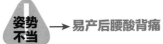

不喂奶 → 易使宝宝营养不全

如果新妈妈泌乳量少，更应该多让宝宝吸吮乳房。因为宝宝的吸吮动作会刺激泌乳，这称为"泌乳反射"。千万不要轻易放弃哺乳，产后第 2 周后，在身体已恢复的前提下，新妈妈适当多吃一些帮助下奶的食物，多休息，保持心情舒畅等，都可以帮助泌乳。

选择最舒服的姿势哺乳

姿势不当 → 易产后腰酸背痛

舒服的姿势会让哺乳时刻变得分外美妙，让哺乳成为一种享受。而且，舒服的姿势不会让自己和宝宝感觉到劳累。如果坐在床上或沙发上哺乳，可以用枕头垫在腿上。如果坐在椅子上，可以踩一只脚凳。宝宝也要躺舒服了，他的身体对着新妈妈的身体，头枕在新妈妈的前臂或肘窝里，新妈妈的胳膊托住他的背，手托住他的屁股和腿，让他的脸正好对着新妈妈的乳房。

喂宝宝之前，注意乳房清洁

不清洗 → 易使宝宝腹泻

新妈妈先别急着给宝宝喂奶，请先检查一下自己的乳房是否清洁。产后乳房可能会随时分泌出一些乳汁，加上出汗等原因，乳头上容易积有垢痂。在给宝宝哺乳前，一定要先将乳头、乳晕部分清洁干净，再进行哺乳，避免引起宝宝腹泻。

新妈妈可以用食用植物油涂抹在乳头的干垢痂上，使垢痂变软，然后用温水洗净乳头。如果没有垢痂，也最好先用纱布蘸清洁的淡盐水清洁，避免新生儿口腔发炎或腹泻。

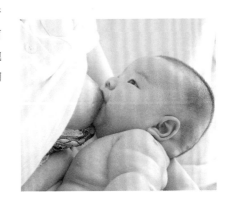

> 保护好乳房，免受乳房胀痛、乳腺炎之苦，不让哺乳成为难题。

积极预防乳腺炎

当宝宝最需要母乳的时候，却偏偏是新妈妈最容易得乳腺炎的时候。发病时主要表现为乳腺红肿、疼痛，严重者会化脓，并形成脓肿，还常伴有发热、全身不适等症状。乳腺发炎还会影响宝宝吃奶。因此，积极预防乳腺炎也就显得相当有必要了。

轻度乳腺发炎不必停止哺乳

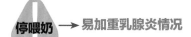

停喂奶 → 易加重乳腺炎情况

新妈妈在发生急性乳腺炎时，最好不要停止母乳喂养，因为停止哺乳不仅影响宝宝的喂养，而且还增加了乳汁瘀积的可能。所以，在感到乳房疼痛、肿胀甚至局部皮肤发红时，不但不要停止母乳喂养，而且还要勤给宝宝哺乳，让宝宝尽量把乳房里的乳汁吃干净。

而当乳腺局部化脓时，患侧乳房应停止哺乳，并以常用挤奶的手法或吸奶器将乳汁排尽，促使乳汁通畅排出。与此同时，仍可让宝宝吃另一侧健康乳房的母乳。只有在感染严重时，才应完全停止哺乳，并按照医嘱积极采取回乳措施。

感冒不严重时可以喂奶

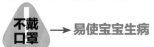

不戴口罩 → 易使宝宝生病

哺乳新妈妈患感冒时，可以继续给宝宝喂奶。不过新妈妈在喂奶时要戴好口罩，不要朝宝宝打喷嚏。同时不要服用对宝宝有影响的药物，在服药之前最好向医生咨询。如果出现发热情况，应暂时停止喂奶，待体温恢复正常后再喂。

但如果新妈妈患急性传染病，如肝炎、肺结核等，哺乳既不利于自身健康及身体的恢复，也有可能把病传染给宝宝，在这种情况下就应停止哺乳，并遵医嘱积极治疗疾病。

金牌月嫂有话说

正确喂宝宝，不落疼痛病

在哺乳过程中，新妈妈需要长时间保持一个姿势，如果姿势不当、用力过猛，很容易落下胳膊、腰背部疼痛的毛病。

侧卧方式： 新妈妈先侧躺，头枕在枕头上，让宝宝面向新妈妈，并让宝宝的嘴和新妈妈的乳头呈一条直线，用手托着乳房，送到宝宝口中。这样的动作可以减轻对新妈妈手臂、背部的压力，避免因频繁哺乳，让新妈妈肩背部疼痛。

枕头辅助： 新妈妈靠坐在床上或是椅子上，在腿上垫上厚度适宜的枕头，将宝宝放在枕头上进行哺乳，可以避免新妈妈只靠双臂将宝宝托起，减轻大臂肌肉的负担，能有效预防因为手臂疲劳引起的手臂、肩膀酸痛等情况。

喂奶前的准备工作不能忽视

喂奶前做好准备工作，令新妈妈哺乳不费劲，也让宝宝吃得更卫生。因此，新妈妈千万别忽视这些细小的工作。

在喂奶前，新妈妈洗净双手后，用温热的毛巾擦拭乳头及乳晕，并用手进行按摩，促使乳腺充分扩张。还要提前准备好吸奶器、防溢乳垫，在宝宝吸吮一侧乳房时，如果另一侧乳房有乳汁溢出，可以将准备好的防溢乳垫戴上，防止进一步漏奶；如果宝宝吃饱后，还有母乳没有被吸出，此时应用吸奶器将多余乳汁吸出，避免乳汁瘀积、预防乳腺炎。

另外，为了预防因为长期抱宝宝而引起背部疼痛，新妈妈可以拿一个靠垫垫在背后，以缓解背部压力。

睡觉时别压到乳房

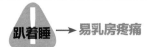

产后新妈妈的睡卧姿势不当会引起乳房的不适，造成乳房疼痛，甚至引发炎症。这就要求新妈妈在睡觉时要事先做好保护乳房的工作。要做到：不俯卧；侧身而睡时切勿使乳房受压；睡眠当中勿穿过于窄小的胸罩；不可让宝宝含着乳头睡觉。

哺乳期间也要戴胸罩

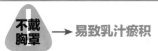

不少新妈妈坐月子嫌麻烦，经常不戴胸罩。其实，胸罩能起到支持和扶托乳房的作用，有利于乳房的血液循环。对新妈妈来讲，不仅能使乳汁量增多，还可避免乳汁瘀积而患乳腺炎。胸罩能保护乳头免受擦碰，还能避免乳房下垂。新妈妈应根据乳房大小调换胸罩的大小和杯罩形状，并保持吊带有一定拉力，将乳房向上托起。胸罩应选择透气性好的纯棉布料，可以穿着在胸前有开口的哺乳衫或专为哺乳期设计的胸罩。

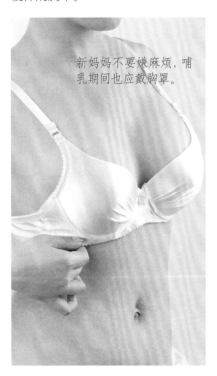

新妈妈不要嫌麻烦，哺乳期间也应戴胸罩。

积极护理乳房可以防止下垂

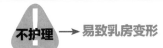

哺乳新妈妈，产后恢复要快很多，因为宝宝的吸吮可以促进子宫收缩，大大降低乳腺癌的发病率。有人认为哺乳新妈妈容易乳房下垂，其实两者没有什么关系，只要新妈妈经常按摩，并且戴胸罩支撑，可以有效预防乳房变形、下垂。

每天沐浴时，可借助喷头的水流直接对胸部冲洗，可达到刺激胸部血液循环的作用。每天临睡前，两手互搓至掌心发热，将掌心紧贴乳房乳晕位置，以画圈的形式向上按摩，直至锁骨，然后将范围扩大至腋下继续做螺旋状按摩。也可以将手心贴在乳房外侧，然后由外向内轻揉乳房，直到胸部感觉隐约发热为止。

新妈妈可按下面的方式，做做胸部健美操，摆脱乳房下垂：

1. 向前弯腰，双手放膝上，背部挺直并收缩腹部，保持 15 秒。

2. 双手握拳，提拳屈肘，大臂与小臂呈 90°，保持 20 秒。

3. 双臂伸直向后伸展，保持 15 秒。

4. 双脚分开，两手抱住后脑勺，身体向左右各转 90°，重复 20 次。

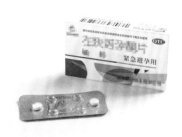

哺乳期避孕禁用口服避孕药

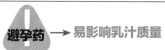

避孕是产后新妈妈很关心的一个话题。口服避孕药安全长效，是新妈妈很青睐的一种避孕方法。还能预防和减少缺铁性贫血，减少经期出血量，缩短经期，治疗月经失调，使痛经减轻。但产后哺乳的新妈妈不应服用，以免影响乳汁质量。

其他药物，哺乳新妈妈也应慎用，一定要咨询医生后再服用，因为有些药物在服用后会通过乳汁对宝宝产生不良反应，有时甚至很严重，如引起病理性黄疸、耳聋、肝肾功能损害或呕吐等。因此，哺乳新妈妈一定要慎用药物，用药时一定要遵守医嘱。

新妈妈要加强颈部保养

颈部是最容易暴露女性年龄的部位，同脸部比起来，也更容易出现皱纹。这是因为颈部皮肤角质层较薄，脂肪较少，而且每天活动频繁。月子里新妈妈经常低头看宝宝，如果不注意颈部保养，很容易出现颈部疲劳甚至疼痛，还会增长皱纹。

所以新妈妈平时需要保持良好的坐姿和站姿，另外还要有良好的睡姿，过高的枕头会让颈部弯曲，容易产生皱纹。加强颈部的锻炼。空闲的时候，可以做一做颈部前后、侧向的活动，将脖颈充分地向前后弯曲，每天锻炼10分钟，可以锻炼颈部肌肉，令颈部皮肤紧致、饱满。

哺乳新妈妈不要染发、烫发

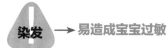

避哺乳新妈妈不适合烫发、染发，这是因为烫发、染发药液里的各种化学成分可能经头皮吸收后进入新妈妈体内，再通过母乳对宝宝造成影响。虽然影响的大小目前还没有经大规模的调查而得出结论，但是为了保险起见，还是不要在哺乳期内烫发、染发。

此外，再好的烫发剂都难免会对宝宝娇嫩的呼吸道和皮肤造成损害，如果因此导致宝宝提早接触了过敏原，造成过敏体质就真是得不偿失了。

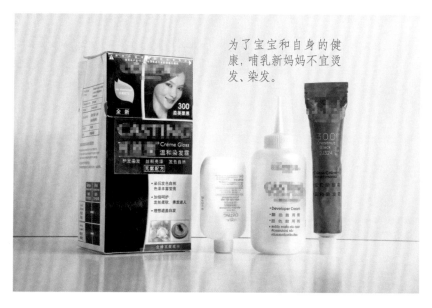

为了宝宝和自身的健康，哺乳新妈妈不宜烫发、染发。

产后第3周饮食指导

本周是新妈妈进补的关键时期，本周开始宝宝的食量增大了，新妈妈也需要跟着多进补了。在饮食上要注意营养丰富、合理搭配，并要多吃些高蛋白质食物，这样可帮助新妈妈尽快恢复身体。此外，哺乳新妈妈还要开始注意吃些催乳的食物，以便提高乳汁质量。

可以开始催乳，但要循序渐进

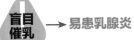

盲目催乳 → 易患乳腺炎

产后第3周，新妈妈的身体恢复得更好了，而此时宝宝的食量进一步增大，为了让宝宝吃饱、保证发育，新妈妈可以开始着手催乳了。用食物催乳是较为安全的方法，但也应循序渐进，不宜操之过急。尤其是乳汁较少的新妈妈，盲目、大量食用催乳食物和汤品，可能会因为泌乳突然增多，造成乳腺堵塞、乳房胀痛等情况。因此，新妈妈催乳一定要慢慢来。

多吃优质蛋白质助泌乳

给宝宝哺乳的感觉，简直妙不可言，这是很多新妈妈最切实、由衷的体会。当新妈妈遭遇母乳不足的危机时，就要摄入更多的营养，以保证宝宝正常发育。新妈妈应适当增加一些优质蛋白质的摄入，因为蛋白质对增加乳汁的分泌、提高乳汁质量都有很大的助益。足量、优质的蛋白质摄入对哺乳新妈妈和宝宝都非常重要，新妈妈每天应增加摄取优质蛋白质20克，达到每日85克。鱼、禽、蛋、瘦肉、大豆类食物是优质蛋白质的极好来源。

每天吃足五六餐，以便增加母乳营养

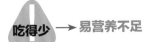

吃得少 → 易营养不足

到了这周，新妈妈要留心观察记录宝宝吃奶、睡觉、大便的时间，并合理安排好自己的进餐时间。建议新妈妈在早中晚三餐之间加餐两次，也可以再加一顿夜宵，以更加全面补充营养，提升乳汁质量。早餐应多摄取五谷杂粮类的食物，午餐可以多喝些滋补的汤，而晚餐要加强对蛋白质的补充，可以选择桂圆粥、红枣粥等作为加餐的食物。

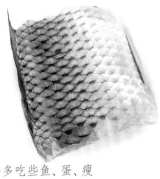

新妈妈多吃些鱼、蛋、瘦肉，以便增加蛋白质的摄入量，有助于泌乳。

宝宝食量逐步增加，正是催乳的好时机。为保证泌乳量，水分不可少，汤粥应是每餐必备的。

适当摄入脂肪，助力宝宝智力发育

不吃脂肪 → **易影响智力发育**

产后新妈妈应保证摄入适量的脂肪，脂肪不但可以提供能量，还可以通过乳汁促进新生儿大脑发育。人类大脑除去水分，其中50%~60%是脂肪，而这些脂肪大部分都不能在体内制造，必须靠食物供给。

哺乳新妈妈摄入适量富含脂肪的食物，可以保证新生儿生长发育对脂肪的需求。脂肪主要存在于食用油、肉类以及各种坚果中。

不要用营养补充剂来代替食物

营养品 → **易有依赖性**

有些人认为分娩让新妈妈大伤元气，要多吃些保健品补一补，这种想法是不对的。产后，新妈妈进补、调养身体的首选是天然食物，千万不要依靠服用药物营养素来代替饭菜。应遵循人体的代谢规律，食用自然的饭菜才是正确的。尽量少食用或不食用人工合成的各种补品，才真正符合"药补不如食补"的原则。

新妈妈可以尝试用五色搭配原理进行食补，黑、绿、红、黄、白，各种颜色的食物都吃一点。

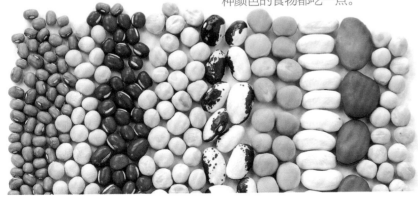

为了宝宝健康，饮食有要求

产后，新妈妈要摄入充足的营养物质，以满足身体恢复的需求及供宝宝发育，所以应注意避免吃不利于宝宝发育的食物。

味精和鸡精：味精和鸡精的主要成分是谷氨酸钠，其会与宝宝血液中的锌结合，并排出体外。过量摄入会导致宝宝缺锌，出现味觉减退、厌食等症状，还会造成智力减退、生长发育迟缓、性晚熟等不良后果。

大麦制品：大麦及其制品，如大麦芽、麦芽糖等食物有回乳作用，所以哺乳新妈妈应忌食，以免回乳，使宝宝吃不饱、营养摄取不足，导致发育迟缓。

腌制食品：腌制食品含有大量亚硝酸盐类物质。亚硝酸盐摄入过多，人体不能代谢，蓄积在体内，会对宝宝的健康产生危害。

新妈妈宜将水果温热后再吃

产后新妈妈的胃肠功能受到抑制，而且牙齿也正处于松动期，所以老辈人通常不让新妈妈在月子里吃生、冷、硬的水果。

但现代新妈妈月子里的营养、环境都有了很大改变，为了保证营养的均衡，建议新妈妈适当吃水果、蔬菜。新妈妈月子里吃水果，宜选择苹果、香蕉、葡萄、猕猴桃、火龙果等，不宜吃西瓜、梨等凉性水果。

食用水果时，新妈妈每次不要吃太多，适量即可。如果怕凉，可以将水果在室温下放几小时或用温水泡一下再食用。如果非常想吃梨等凉性水果，可以将梨蒸一蒸食用，既满足了口福，还能润燥养肺。

少吃多餐不长胖

坐月子期间，新妈妈的胃口不佳，所以在一日三餐的正常饮食外，可以在两餐之间适当加餐。新妈妈的胃肠功能尚未完全恢复，一次进食过多也会给虚弱的胃肠造成负担，少食多餐还有助于新妈妈胃肠功能的恢复。

另外，少吃多餐还能防止新妈妈长胖，每天能够保证五餐，三顿主餐，两顿副餐，既摄入了充足的营养，又不会因为营养过剩而导致发胖。

产后吃巧克力，对母婴健康都不利

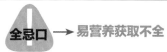

巧克力营养丰富，热量充足，口味丝滑、甜腻，在分娩时为孕妈妈提供了充足的能量。但到了产后，尤其是哺乳新妈妈，一定要少吃巧克力，因为巧克力中含有的可可碱会通过母乳进入宝宝体内，并在婴儿体内蓄积，过量的可可碱可伤害神经系统和心脏，并具有使肌肉松弛的作用。如果宝宝体内可可碱含量增加，可导致消化不良、睡眠不好、排尿量增加，不利于婴儿生长发育。新妈妈吃太多巧克力对身体也不利，会影响食欲，引起失眠，阻碍新妈妈产后身体恢复。

哺乳期不必过于忌口

全忌口 → 易营养获取不全

产后新妈妈身体虚弱，且承担哺乳任务，饮食需要多加注意，但也别盲目忌口。产后新妈妈营养宜全面，尽量做到不挑食、不偏食、饮食有度，哺乳新妈妈可多吃些汤汤水水的食物，如各种营养汤、粥等，以促进乳汁分泌，不要盲目忌口，以免导致营养不全面，影响新妈妈和婴儿健康。

但是，再营养丰富的食物也不必天天吃或者刻意要求自己每天吃多少。如鸡蛋虽富含蛋白质和钙，但每天吃一两个已足够；鱼类富含蛋白质，但一周吃两三次也足够，不必过量吃。如果每天刻意多吃会增加新妈妈和宝宝的肠胃负担，引起消化不良。

新妈妈过多吃巧克力，不利于宝宝生长发育。

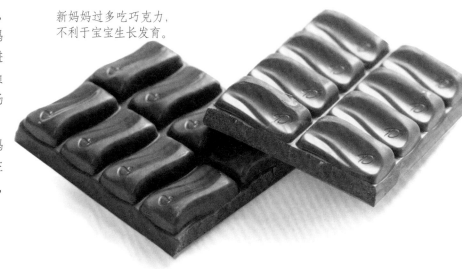

新妈妈应适当吃清火食物

本周，新妈妈开始吃促进泌乳的食物，可能吃了很多大补的食物，再加上宝宝的到来打乱了生活的节奏，新妈妈很容上火。一旦新妈妈上火，身体健康便会受影响，易引起便秘、口舌生疮等问题，不利于新妈妈产后调养，还对乳汁有所影响。所以新妈妈要注意照顾好自己，此时应当多吃一些清火的食物，如荸荠、苹果、芹菜等，既增加食欲，又均衡营养。

避免吃易引发过敏的食物，预防乳房湿疹

急性乳房湿疹表现为：乳房皮肤常出现粟粒大的小丘疹或小水疱，潮红，瘙痒，抓搔后易破损，有较多浆液渗出，常伴有结痂、脱屑等。患有急性乳房湿疹会影响到哺乳，因此，新妈妈要积极预防，产后一定要注意饮食，避免吃易引发过敏的食物，孕前、产前没有尝试过的食物最好不要吃，注意保持乳房清洁。

如果已经患急性乳房湿疹，应尽量避免各种不良刺激，如刺激性食物、剧烈搔抓、热水洗烫等，应在医生的指导下用药，用药后不要立即哺乳，也可吃一些富含维生素 B_1、维生素 B_{12}、谷维素的食物，如谷物、动物肝脏、鸡蛋等，有辅助食疗作用。

只喝汤不吃肉，营养不全面

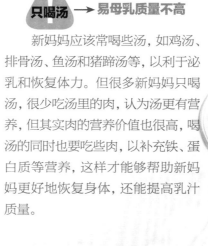

只喝汤 ➞ 易母乳质量不高

新妈妈应该常喝些汤，如鸡汤、排骨汤、鱼汤和猪蹄汤等，以利于泌乳和恢复体力。但很多新妈妈只喝汤，很少吃汤里的肉，认为汤更有营养，但其实肉的营养价值也很高，喝汤的同时也要吃些肉，以补充铁、蛋白质等营养，这样才能够帮助新妈妈更好地恢复身体，还能提高乳汁质量。

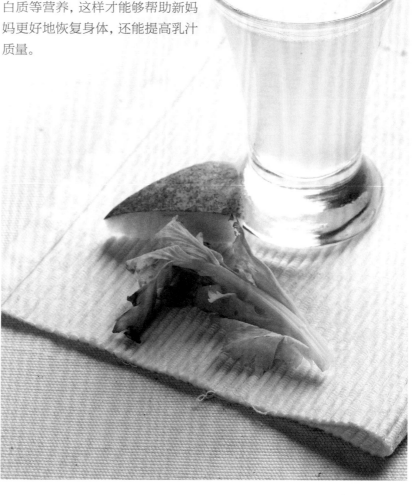

鲜榨苹果芹菜汁可排毒养颜，还有清火作用，适合上火的新妈妈饮用。

产后第 3 周私房月子餐

随着宝宝食量的增加,新妈妈可能觉得奶水分泌还不是很理想,催乳是当前最重要的事情。下奶的乌鸡汤、猪蹄汤等要常吃。为了宝宝的健康成长,新妈妈要尽量做到不挑食。

通草炖猪蹄

原料:猪蹄 1 个,通草 5 克,花生仁 20 克,红枣、姜片、葱段、盐、料酒各适量。

做法:

① 猪蹄洗净剁成块;花生仁用水泡透;通草洗净切段。

② 锅内加适量水烧开,放猪蹄块,汆烫去血沫,捞出。

③ 油锅烧热,放入姜片、猪蹄块,淋入料酒爆炒片刻,加入清水、通草段、花生仁、红枣、葱段,用中火煮至汤色变白,加盐调味。

功效:通草炖猪蹄是常见的针对新妈妈缺乳的食疗方,有很好的促进泌乳的作用。

木瓜煲牛肉

原料:木瓜 150 克,牛肉 100 克,盐适量。

做法:

① 木瓜洗净,去皮、去子,切小块。

② 牛肉洗净,切成小块,再放入沸水中汆烫去血水,捞出。

③ 将木瓜块、牛肉块加水用大火烧沸,再用小火炖至牛肉块烂熟后,加盐调味即可。

功效:木瓜具有补虚、通乳的功效,可以帮助产后新妈妈分泌乳汁。木瓜中含有特殊的木瓜酵素,可分解蛋白质,帮助人体更好地吸收肉类的营养。

虾仁馄饨

原料:鲜虾仁 30 克,猪肉 50 克,胡萝卜 15 克,盐、香油、葱花、葱白、姜、馄饨皮各适量。

做法:

① 将鲜虾仁、猪肉、胡萝卜、葱白、姜放在一起剁碎,加入香油、盐拌匀。

② 把做好的馅料包入馄饨皮中,放在沸水中煮熟。

③ 将馄饨连汤盛入碗中,再加盐、葱花、香油调味即可。

功效:胡萝卜有益肝明目的作用;虾仁含有丰富的蛋白质,且通乳作用较强。

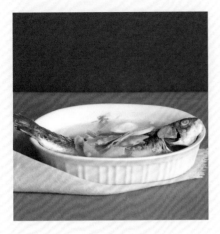

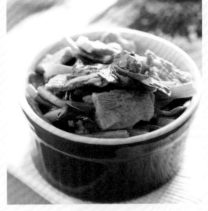

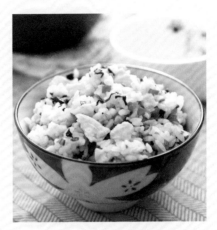

荷兰豆烧鲫鱼

原料：荷兰豆 30 克，鲫鱼 1 条，料酒、酱油、白糖、姜片、葱段、盐各适量。

做法：

① 将鲫鱼处理干净；将荷兰豆择去两端及筋，切成段，备用。

② 油锅烧热，爆香姜片和葱段。

③ 将鲫鱼放入锅中煎至呈金黄色。

④ 加入料酒、酱油、白糖、荷兰豆段和适量的水，将鲫鱼烧熟，最后用盐调味即可。

功效：鲫鱼有健脾利湿、和中开胃、活血通络、催乳下奶的功效，对产后哺乳的新妈妈有很好的滋补食疗作用。

牛肉炒菠菜

原料：牛肉 50 克，菠菜 200 克，盐、白糖、水淀粉各适量。

做法：

① 将牛肉洗净，切片；菠菜洗净，切段。

② 锅内放适量的水烧开，烧沸后放入菠菜段焯至八成熟，捞起沥干水，备用。

③ 另用油锅将牛肉片用小火翻炒，再加入菠菜段，放盐和白糖调味。

④ 用水淀粉勾芡即可。

功效：菠菜中含有丰富的铁质和胡萝卜素，能增强人体抵抗传染病的能力，还可改善缺铁性贫血。牛肉富含蛋白质，有助于提高母乳质量。

胡萝卜菠菜蛋炒饭

原料：熟米饭 1 碗，鸡蛋 2 个，胡萝卜半根，菠菜、葱末、盐各适量。

做法：

① 胡萝卜洗净，切小丁；菠菜洗净，切碎；鸡蛋打成蛋液。

② 锅中倒油，放鸡蛋液炒散成块，盛出备用。

③ 锅中再倒油，放葱末煸香，加入熟米饭、胡萝卜丁、菠菜碎、鸡蛋块翻炒 2 分钟，最后加盐调味即可。

功效：胡萝卜菠菜蛋炒饭富含蛋白质、胡萝卜素、铁、钙等营养素，有利于新妈妈身体的恢复和乳汁质量的提高。

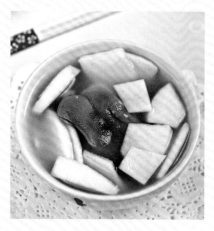

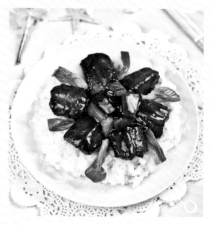

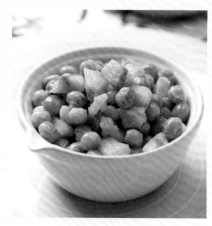

猪蹄茭白汤

原料：猪蹄150克，茭白50克，葱段、姜片、盐、料酒各适量。

做法：

① 猪蹄用沸水烫后去毛，冲洗干净；茭白洗净，去皮，切片。

② 将猪蹄与料酒、葱段、姜片同放入锅内，大火煮沸，撇去浮沫，改用小火炖至酥烂。

③ 放入茭白片，再煮几分钟，加盐调味即可。

功效：猪蹄可以促进骨髓增长，其中的大分子胶原蛋白质对皮肤有益。这款汤还能有效增加乳汁的分泌。

鳗鱼饭

原料：熟米饭半碗，鳗鱼1条，竹笋2根，油菜2棵，盐、酱油、白糖、高汤各适量。

做法：

① 鳗鱼洗净，放入盐、酱油腌制半小时；竹笋、油菜洗净，竹笋切片。

② 把腌制好的鳗鱼放入烤箱里，温度调到180℃，烤熟。

③ 油锅烧热，放入竹笋片、油菜略炒，放入烤熟的鳗鱼，加入高汤、酱油、盐、白糖，待锅内的汤几乎收干了即可出锅，摆放在米饭上即可。

功效：鳗鱼具有补虚强身的作用，适于产后虚弱的新妈妈食用，同时还能促进泌乳，并提升乳汁质量。

豌豆炒鱼丁

原料：豌豆100克，鳕鱼200克，盐适量。

做法：

① 鳕鱼去皮、去骨，切成小丁；豌豆洗净。

② 油锅烧热，倒入豌豆翻炒片刻，继而倒入鳕鱼丁，加适量盐一起翻炒，待鳕鱼丁熟透即可。

功效：豌豆具有促进乳汁分泌的功效，而鳕鱼肉中含有丰富的维生素A和不饱和脂肪酸，多吃可促进乳腺发育，起到丰胸催乳的作用。

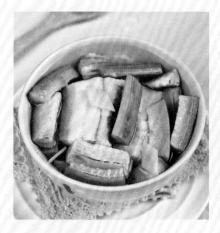 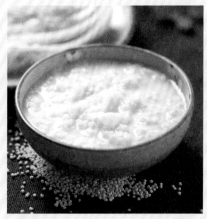 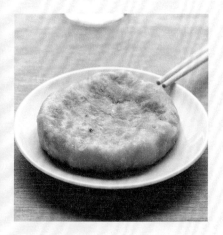

鲢鱼丝瓜汤

原料：鲢鱼1条，丝瓜100克，葱段、姜片、白糖、盐、料酒各适量。

做法：

① 鲢鱼去鳞，去鳃，去内脏，切块，洗净；丝瓜去皮，洗净，切成4厘米长的条，备用。

② 将鲢鱼块放入锅中，加料酒、白糖、姜片、葱段后，注入清水，开大火煮沸。

③ 转小火慢炖10分钟后，加入丝瓜条，煮熟后，加盐调味即可。

功效：鲢鱼有温中益气的作用，丝瓜含瓜氨酸、糖类、蛋白质等营养物质，具有通经行血、下乳汁等作用，对产后气血不足所致的乳汁少或泌乳不畅的新妈妈最为适宜。

牛奶银耳小米粥

原料：小米150克，鲜牛奶120毫升，银耳3朵，白糖适量。

做法：

① 银耳洗净，撕成小朵；小米淘洗干净。

② 锅中加水，放入小米大火煮开，转小火煮至米熟，撇去浮沫，下入银耳继续煮20分钟。

③ 倒入鲜牛奶，待再开锅加入适量白糖即可。

功效：银耳能滋阴清热、安眠健胃，与小米、牛奶同食，不仅能催乳、补钙，还有助于新妈妈产后恢复。

牛肉饼

原料：面粉200克，牛肉末1碗，鸡蛋1个，葱末、姜末、盐、香油和水淀粉各适量。

做法：

① 牛肉末加入葱末、姜末、盐、香油，搅拌均匀，打入1个鸡蛋，加入适量水淀粉搅拌均匀。

② 面粉加适量水和成面团，分成小剂，擀成饼皮，包入肉馅。

③ 摊平成饼状，用适量油煎熟，或上屉蒸熟，也可以用微波炉大火加热5~10分钟至熟。

功效：牛肉富含蛋白质，可提高机体的抗病能力，还能令新妈妈保持充足的乳汁分泌。

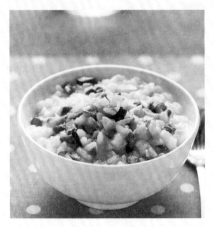

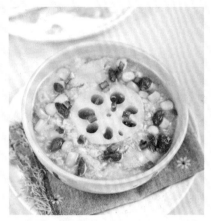

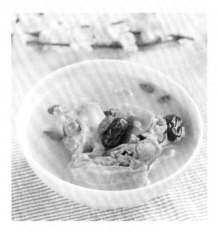

香菇瘦肉粥

原料: 大米 200 克, 猪瘦肉 50 克, 干香菇 3 朵, 葱花、盐各适量。

做法:

① 将大米洗净, 浸泡 1 小时; 猪瘦肉洗净, 切丁; 干香菇泡发, 去蒂, 洗净, 切丁。

② 油锅烧热, 倒入香菇丁爆香后加水煮开, 加入洗净的大米、猪瘦肉丁同煮。

③ 煮至肉熟米烂后加盐调味, 盛出后撒入葱花即可。

功效: 此粥营养丰富, 可提升母乳质量。香菇中含有较多维生素 D, 与猪瘦肉同食, 可帮助促进磷的吸收, 对新妈妈产后恢复有帮助。

莲藕瘦肉麦片粥

原料: 大米 50 克, 莲藕 30 克, 猪瘦肉 20 克, 玉米粒、枸杞子、麦片、葱花、盐各适量。

做法:

① 大米洗净, 泡 30 分钟; 莲藕洗净, 切片; 猪瘦肉洗净, 切丁; 枸杞子洗净。

② 将莲藕片、玉米粒焯熟; 猪瘦肉丁汆烫, 洗去血沫; 大米熬煮成粥。把莲藕片、玉米粒、猪瘦肉丁、枸杞子、麦片放入粥中, 继续煮五六分钟。

③ 最后加盐调味, 撒上葱花即可。

功效: 莲藕富含 B 族维生素, 能帮助新妈妈消除疲劳, 还有催乳功效。

枸杞子鲜鸡汤

原料: 公鸡 1 只, 枸杞子 15 克, 红枣 3 颗, 姜片、盐各适量。

做法:

① 公鸡处理干净, 去除臀尖, 斩小块; 红枣、枸杞子分别洗净。

② 油锅烧热, 放入姜片爆香, 下入鸡块翻炒。

③ 加入适量清水、枸杞子、红枣, 小火慢炖至鸡块熟烂, 加盐调味即可。

功效: 枸杞子有滋阴润燥、清热去火的功效, 公鸡能促进乳汁分泌, 是新妈妈产后恢复、催乳的不错选择。

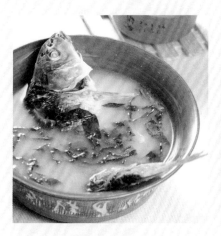

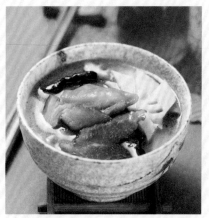

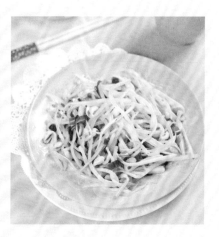

莼菜鲤鱼汤

原料：鲤鱼1条，莼菜100克，盐适量。

做法：

① 莼菜洗净，切段；鲤鱼去鳞、去内脏，洗净沥干。

② 锅中放鲤鱼、莼菜段及适量水大火煮沸，撇去浮沫，转小火继续炖煮20分钟。

③ 出锅前加盐调味即可。

功效：鲤鱼蛋白质含量高，且有健脾开胃、消水肿、利小便、通乳的功效，是新妈妈坐月子中非常不错的进补食材。

猪蹄肉片汤

原料：猪蹄1只，猪瘦肉、冬笋、木耳、猪肉皮、香油、姜片、盐各适量。

做法：

① 猪肉皮泡发切片；猪瘦肉、冬笋切片；木耳泡发，撕成小朵；猪蹄洗净，切块，用沸水汆烫，除去血沫。

② 油锅加热，放入姜片微煸，下入猪蹄块炒至外皮变色。

③ 将炒好的猪蹄、猪瘦肉片、猪肉皮片、木耳、冬笋片放入高压锅中一同煮，待猪蹄烂透，出锅前加盐调味，淋入香油即可。

功效：猪蹄是通乳食物，猪蹄中的胶原蛋白质还能有效改善新妈妈的生理功能、润肤养颜。此外，汤中的瘦肉还能为新妈妈补血。

清炒黄豆芽

原料：黄豆芽40克，葱花、姜丝、盐各适量。

做法：

① 黄豆芽掐去根须，洗净。

② 油锅烧热，放入葱花、姜丝炒出香味，加入黄豆芽同炒至熟，加盐调味即可。

功效：黄豆芽是很经济实惠的下奶、补血的食物，哺乳新妈妈可常食。

月嫂有问必答

催乳

一定要找催乳师或通乳师吗

催乳师催乳，就是用乳汁或者特定的橄榄油，加上专业的手法，配合相应的穴位，疏通 15~20 根乳腺管，从而达到催乳的目的。如果新妈妈的确有催乳的需要，最好找医院的医护人员或者有资质的催乳师来给自己催乳。因为不当的催乳按摩可能会导致乳腺管堵塞，严重的还会引起炎症。

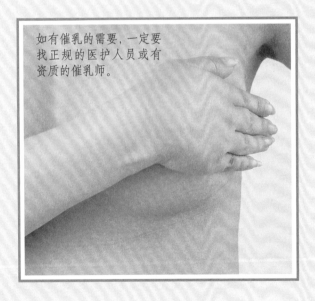

如有催乳的需要，一定要找正规的医护人员或有资质的催乳师。

情绪

情绪会影响乳汁分泌吗

哺乳新妈妈在愤怒、焦虑、紧张、疲劳时内分泌系统会受到影响，从而抑制催乳素的分泌，分泌的乳汁质量也会产生变化，可能不利于宝宝健康。

因此新妈妈在哺乳期间一定要心胸开阔，保持舒畅的心情、适量的运动、丰富的饮食、充足的休息，乳汁就会分泌得多。而且哺乳新妈妈需要家人的支持。要让哺乳新妈妈感觉到愉快轻松，新爸爸的作用至关重要。应当体贴、关心、爱护妻子，这样哺乳新妈妈才会没有压力，才能真正保持心情舒畅。

乳房大小

乳房小，就没奶吗

不少新妈妈想当然地认为自己的乳房小，所以奶就少，这是不对的。乳房分泌乳汁的多少主要与体内催乳素的含量和泌乳细胞的多少有关，与乳房的形状和大小无关。

有的新妈妈乳房虽小，但泌乳细胞数目并不少，产后乳汁也不会少。相反，有的新妈妈乳房虽较大，但仅仅是脂肪的积聚，乳腺泌乳细胞很少，乳汁分泌也会不理想。

催奶茶 ## 网上疯传的催乳茶真的那么有效吗

近来，不少新妈妈对网上传得神乎其神的各种催乳茶动了心思，真的那么神奇吗？其实，喝催乳的汤或茶只是辅助催乳的一部分，要想奶水充盈，还得依靠宝宝多吸吮才行。所以，没有必要买那些催乳茶，自己做的各种催乳汤，如鲫鱼汤、猪蹄汤、蔬菜汤就很健康，如果有需要，可以让医生给开一些催乳的中药。

乳房变形 ## 乳房让宝宝吸得一个大一个小，需要治疗吗

只吸一边乳房很容易导致乳房大小不对称，所以平时让宝宝吸奶的时候最好两边都吸。如果新妈妈的乳房已经被宝宝吸得一个大一个小了，在没有炎症的情况下，不需要治疗。平时要少吃刺激性的食物，多按摩乳房促进血液循环即可。另外，胸罩不能束得太紧。新妈妈千万别因为这个原因就给宝宝断奶，即使乳房大小不一样，也可在停乳后进行矫正。

奶水足 ## 怎么判断奶水是不是充足

许多年轻新妈妈在体验到初为人母的欣喜时，也深知母乳喂养对宝宝身心发育的重要，非常渴望能成功地给自己的宝宝母乳喂养，但常常感到奶水不多，很担心自己不能喂饱小宝宝。那么，怎样才能判断乳汁是否充足呢？

乳汁充足的新妈妈会感觉到乳房胀满、坚硬，甚至有些胀痛，而且会发生溢乳现象，即宝宝吃一侧乳房时，另一侧乳房就会同时有乳汁流出。

如奶水充足，宝宝吃奶时，可以听到"咕嘟、咕嘟"咽奶的声音。宝宝吃奶之后能安静地入睡，一般情况下能睡 2 小时左右。宝宝的日常行为良好，体重每月增长 500~1000 克，或每周增长 150~250 克。宝宝每日小便应在 6 次以上，大便每日两三次，色黄质软。

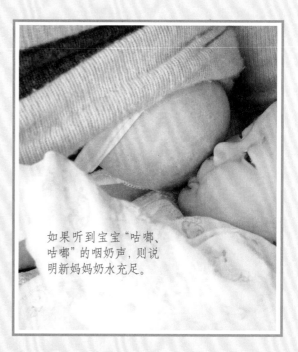

如果听到宝宝"咕嘟、咕嘟"的咽奶声，则说明新妈妈奶水充足。

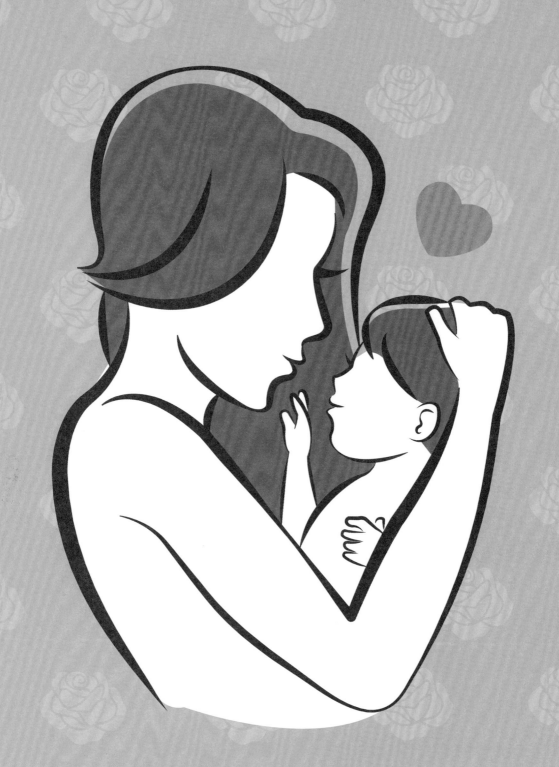

产后第 4 周
提高免疫力，不留月子病

产后已经过了将近一个月了，此时新妈妈的身体各器官仍在逐渐恢复中，因此，本周仍是新妈妈恢复身体的关键期。新妈妈可以按高维生素、低脂肪、易消化的原则循序渐进地进补，可以食用一些高营养、提高免疫力的蛋类、肉类等食物，但不要暴饮暴食。同时进行适度的运动，以提高机体免疫力。

月嫂私授经验，远离月子病

产后，新妈妈会因生活环境改变、需要照顾宝宝等原因而失眠。新妈妈得不到很好的休息，身体恢复也会受到影响，易出现产后乏力等问题，甚至严重影响产后恢复。

产后失眠重在调节

睡前放松有助于入眠

过度担心宝宝或其他原因使有些新妈妈常常失眠，这不仅会对新妈妈的健康造成危害，还会影响泌乳。新妈妈要多吃含维生素高的蔬菜；每晚用热水泡泡脚；睡前喝杯牛奶；适时调整好自己的心情，积极预防产后失眠。

产后失眠自我疗法

预防失眠需要从饮食及睡眠习惯上做一些调整。第一，要养成睡前不胡思乱想的习惯。睡觉之前，不要胡思乱想，听一些曲调轻柔、节奏舒缓的音乐。第二，睡前两小时不能进食，否则会影响消化系统的正常运作。同时少喝含有咖啡因的饮料，忌吃辛辣或口味过重的食物。第三，适当进行身体锻炼，做点简单的运动，如散步等。每晚睡觉前用热水泡脚等，都可以促进睡眠。

卧室灯光对睡眠很重要

舒适的灯光可调节新妈妈的情绪而有利于睡眠。新妈妈可以为自己营造一个温馨、舒适的月子环境，在睡前将卧室中其他的灯都关掉，只保留台灯或壁灯，灯光最好采用暖色调，其中暖黄色的灯光效果会比较好。

牛奶需要多饮用

牛奶中含有两种催眠物质：一种是色氨酸，另一种是对生理功能具有调节作用的肽类。肽类有利于缓解疲劳并帮助入睡，适合产后体虚导致神经衰弱的新妈妈。

产后的生活发生了巨大变化，很多新妈妈因此产生了抑郁情绪，进而会影响到泌乳和自身的恢复。新妈妈一定要学会自我调节，时刻保持乐观的情绪。

做好心理建设，远离抑郁

产后心理减压法

产后新妈妈可以通过心理减压法从自身彻底摆脱忧郁、抑郁的困扰。

首先，新妈妈要学会自我调节，自我克制，树立哺育宝宝的信心，并试着从可爱的宝宝身上寻找快乐。

其次，新妈妈要尽可能地多休息，多吃水果和蔬菜，少吃巧克力和甜食，保持身体健康，情绪更稳定。

再次，尽可能地多活动，如散步、做较轻松的家务等，但避免进行重体力活动。

最后，新妈妈要学会放松，不要强迫自己做不想做或使你心烦的事。把你的感受和想法告诉新爸爸，让他与你共同承担。

听音乐可稳定情绪

音乐作为一种艺术，反映的是人类的思想，好的音乐会净化人的灵魂，使情感得到升华。好的音乐也会稳定人的情绪，驱散心中的不快，使人忘记身体的疲劳。音乐在医学和心理学治疗领域取得的惊人效果，让人们相信音乐有祛病健身的效果。

新妈妈在感到情绪焦躁不安的时候，不妨听一首或是抒情，或是平静，或是欢快的音乐，让自己放松。新妈妈可采取一种自己感觉最舒服的姿势，静静地聆听，忘掉烦恼和不快，让自己的情感充分融入到音乐的美妙意境中去。

多理解新妈妈的坏脾气

分娩后的新妈妈常常会焦虑、烦躁，甚至对家人也可能有过分的语言或行为，严重者可变成产后抑郁症。这种状态大约有半数以上的新妈妈都可能出现。这种反常行为一般是身体激素变化的结果，并不是新妈妈娇气所造成的。家人也应该多多体谅，体贴地照顾新妈妈，以维护新妈妈良好的情绪，保持欢乐的气氛，这也是为宝宝创造一个良好家庭环境的重要条件。

产后第 4 周护理重点

产后第 4 周，是产妇即将迈向正常生活的过渡阶段，此时可以尝试做一些适度的运动，以增强体力与抵抗力。同时，新妈妈也可以将养颜美容纳入本周重点，使体力和气色恢复到最佳状态。

适量运动，增强体力

经过了将近一个月的身体恢复，大部分新妈妈的身体已基本复原，在医生允许的情况下可以适当增加运动量，但应以不感到疲劳为前提。新妈妈尤其要注意避免那些高强度的动作，毕竟身体还没有完全恢复。

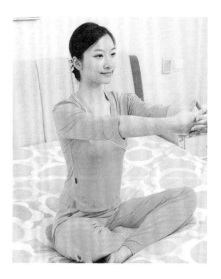

适当做些简单的家务

只卧床 → **易使身体恢复慢、浑身乏力**

本周，大部分顺产新妈妈的身体已经恢复，剖宫产新妈妈也已基本恢复正常，可以做一些简单的力所能及的家务，比如做饭、用洗衣机洗衣服、给宝宝洗澡等，这些简单的家务能让新妈妈的产后生活丰富起来，不再觉得无聊，还能起到一定的锻炼效果。

产后新妈妈不要过早做重体力劳动，以免日后造成阴道膨出和子宫脱垂。避免长时间站着或集中料理家务，因为此时身体还是相对虚弱的。新妈妈也可以适当做产后恢复体操，不要长时间躺在床上不活动。

产后 4 周后，剖宫产新妈妈再运动

过早运动 → **易致腹部伤口撕裂**

剖宫产新妈妈在选择产后运动项目时，应考虑手术后的身体状况，虽然产后运动项目与顺产新妈妈相去不远，但产后运动进行的程度与时间应与顺产新妈妈不同。产后前 4 周内应充分地休息，因为极度的疲倦将影响伤口愈合，并易使新妈妈发生延迟性产后出血与产后感染。4 周后适当活动及做产后健身操，有利于新妈妈提早恢复肌力，增强腹肌和盆底肌肉的功能。锻炼时应循序渐进，千万不可操之过急，以免扯裂腹部的伤口。

二胎妈妈更要警惕产后抑郁

有调查显示，二胎妈妈发生产后抑郁的概率比头胎高。产后半年是发生抑郁症的高危期，二宝的到来，给新妈妈带来了欢乐，也带来了责任。头胎发生过产后抑郁的妈妈，二胎后很容易导致产后抑郁复发。

适当运动，保持良好睡眠，有利于提高免疫力，让新妈妈更快恢复，远离月子病。

二胎妈妈要警惕产后抑郁，认识到产后心理的特点，要以乐观、健康的心态去对待所处的环境，不要让悲伤、沮丧、忧愁、茫然等不良情绪影响自己。平时注意要有充足的睡眠时间，不要过度疲劳。闲暇时可听一些轻柔、舒缓的音乐，或看一些图文并茂的杂志，或读一些幽默故事来调节身心。

哺乳新妈妈慎用药物缓解抑郁

抗抑郁药 ➞ **易影响母乳质量**

产后抑郁是暂时的，它的好转就像它来时那么快。新妈妈只需要取得家人的理解与呵护，多与有同样经历的妈妈讨论一下育儿经验，多分散注意力就可以了。如果靠药物来减轻这些症状，分解的药物会随着乳汁分泌出来，宝宝吸收后身体会有不良的反应。

重视剖宫产新妈妈的心理恢复

心理创伤 ➞ **易致产后抑郁**

除了身体上的伤口之外，剖宫产还可能给部分想顺产的妈妈带来心灵上的创伤。有些剖宫产的新妈认为没有亲身经历宝宝被娩出的过程，感到很遗憾，并且很难进入母亲角色。这需要新妈妈及时调整，家人也应多抚慰、引导。

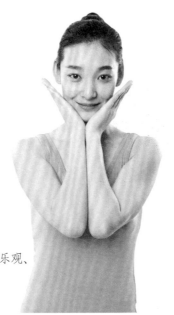

新妈妈要保持乐观、健康的心态。

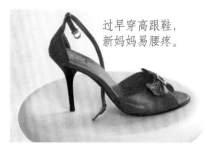
过早穿高跟鞋，
新妈妈易腰疼。

不要过早穿高跟鞋

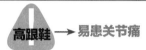
高跟鞋 → 易患关节痛

产后要避免过早穿高跟鞋。过早穿高跟鞋会使身体重心前移，反射到腰部，使腰部产生疼痛。职场新妈妈每天穿高跟鞋不要超过2小时，产后一年内不建议每天穿高跟鞋。新妈妈首选平底鞋，也可以穿矮跟鞋、坡跟鞋。如果鞋跟高度超过4厘米，会大大增加踝关节扭伤的概率。

剖宫产新妈妈不要揭伤口的痂

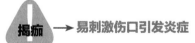
揭痂 → 易刺激伤口引发炎症

一般剖宫产的手术伤口范围较大，皮肤的伤口在手术后5~7天即可拆线或去除皮肤痂，也有医院进行可吸收线皮内缝合，不需拆线。但是，伤口完全恢复的时间需要4~6周。过早强行揭痂会把尚停留在修复阶段的表皮细胞带走，甚至撕脱真皮组织，刺激伤口出现刺痒。

同时，剖宫产新妈妈一定要细心呵护伤口，避免给非常忙乱的月子阶段增添更多麻烦。新妈妈要注意保持瘢痕处的清洁卫生，及时擦去汗液，不要用手搔抓，不要用衣服摩擦瘢痕或用水烫洗的方法止痒，以免加剧局部刺激，促进结缔组织炎性反应。避免阳光照射，防止紫外线刺激形成色素沉着。

每天睡个"美容觉"

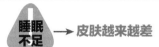
睡眠不足 → 皮肤越来越差

如果立志做一个美丽辣妈，就要努力做到每天睡个"美容觉"，这可是最经济、最天然的美容方法。新妈妈要记住，每天不要睡得太晚。最好在晚上10点前入睡，最晚11点，因为晚上10点至凌晨2点，是皮肤新陈代谢的最好时机。而且睡前要清洁皮肤。尤其是油性肌肤的新妈妈，油脂容易堵塞毛孔，如果睡前不把灰尘、油脂洗掉，会使皮肤越来越差。

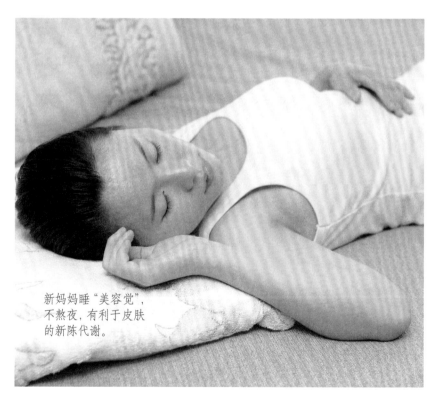
新妈妈睡"美容觉"，
不熬夜，有利于皮肤
的新陈代谢。

做做脸部按摩

新妈妈适当做脸部按摩，不但可以促进血液循环，也有促进细胞新陈代谢的作用，使肌肤早日恢复以前的紧致和美丽。

首先将脸部按摩霜抹匀在手心上，然后把按摩霜涂抹在脸部，从中心朝向外侧进行按摩，直到充分吸收为止。

做好皮肤的保养工作

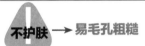

不护肤 —→ **易毛孔粗糙**

皮肤重在保养，每一天都不容忽视。所以清洁好面部后，新妈妈应选用一些纯天然的植物类产品来滋养皮肤。新妈妈可以用补水成分高的洗面奶做清洁，洗完脸后马上用化妆棉蘸爽肤水扑打在脸上。眼部护理也不要忘，用完爽肤水后，在眼部涂一层眼霜，并配合按摩促进吸收，最后再使用保湿类的护肤霜。沐浴后，新妈妈可以在全身涂一层较为稀薄的护肤露，以防皮肤干燥起皮屑。

需根据季节的不同选择护肤品。比如在夏季坐月子的新妈妈，此时皮脂腺分泌较旺盛，可以选择质地清爽的乳液类、凝胶类产品，出油严重的新妈妈可以在"T"字部位使用控油产品；在冬季，人的皮脂腺分泌较弱，皮肤比较干燥，可以选择保湿性强的护肤品。

非哺乳新妈妈也要选择温和的护肤产品

产后即便不哺乳，新妈妈也不能毫无顾忌地使用化妆品。非哺乳新妈妈也要照顾宝宝，期间免不了亲吻、拥抱宝宝，一旦护肤品中的有害物质通过接触被宝宝吸收，会对宝宝的健康造成不利影响。

产后美肤三部曲：清洁、保湿、防晒

油脂分泌旺盛、缺水是产后新妈妈最常出现的皮肤问题，这是由于怀孕期间激素分泌改变引起的，随着产后内分泌回归正常，新妈妈适时护理，皮肤就能变得水嫩、光滑。

产后新妈妈的皮肤护理只要做到清洁、保湿、防晒这三个基本步骤就可以了。

产后新妈妈每天要坚持用温水洗脸。不要用刺激性强的香皂，可以选择性质温和的洗面奶。

产后新妈妈内分泌变化很大，皮肤容易干燥，保湿就是恢复皮肤屏障功能的手段之一。对于干性皮肤和中性皮肤的新妈妈来说，单纯喝水或者通过饮食来保湿是不够的，还需要适当使用一些保湿护肤品。考虑到新妈妈还要哺乳，建议选择原料天然、成分简单、性质温和的保湿护肤品。

另外，防晒也是新妈妈不能忽视的，否则会加重脸部色素沉着，使怀孕时就出现的黄褐斑、蝴蝶斑等更为严重。

新妈妈油脂分泌旺盛，经常会觉得脸上油光光的，这也是皮肤缺水的表现。新妈妈平日要多喝水，吃些补充水分的蔬果，少吃油腻的食物。还可以选用天然成分的保湿护肤品来保养皮肤。另外，每晚睡觉前做几分钟的脸部按摩，可以让过剩的皮脂腺活动得到抑制，减少油脂分泌。

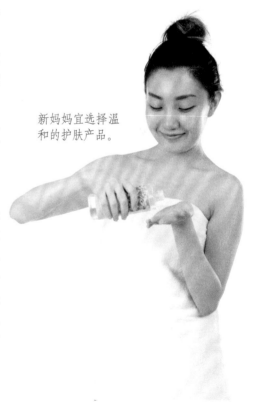

新妈妈宜选择温和的护肤产品。

产后第 4 周饮食指导

产后第 4 周是新妈妈体质恢复的关键期，身体各个器官逐渐恢复到产前状态。此时新妈妈可以适量进补了，可以选择一些热量高的食材，如排骨等，进补的量要循序渐进。食物仍应以易消化为主，避免发生消化不良。

仍以滋补为主

无论是哺乳新妈妈，还是非哺乳新妈妈，产后第 4 周的进补都不要掉以轻心，本周可是恢复产后健康的关键时期。因为身体各个器官逐渐恢复到产前的状态，都正常而良好地"工作"着，它们需要在此时有更多的营养来帮助运转，尽快提升元气。

在分娩后的第 4 周，新妈妈可以选择吃些温补的食物，如羊肉、牛肉等。平时可多喝些鱼汤，因为鱼汤能够很好地补充能量并帮助催乳，且鱼肉比猪肉、鸡肉等的脂肪含量低，新妈妈不用担心发胖的问题，可放心食用。以上温补食物可以帮助新妈妈的身体逐渐恢复产前的状态，也能为宝宝逐渐增大的食量提供充足的乳汁供应。

增加蔬菜食用量

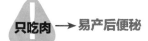

只吃肉 → 易产后便秘

在滋补的同时，新妈妈也不要忽视膳食纤维的补充。蔬菜中的膳食纤维可促进胃肠道蠕动；在肠道中吸收水分，软化大便，防止产后便秘的发生；还能吸收肠道中的有害物质，促进毒素排出。

注意肠胃保健，预防腹痛、腹泻

刺激胃肠 → 易产后腹痛、腹泻

产后第 4 周与前 3 周相比，更要注意肠胃的保健，不要让肠胃受到过多的刺激，避免出现腹痛或者是腹泻。注意三餐合理的营养搭配，让肠胃舒舒服服最关键。早餐可多摄取五谷杂粮类食物，午饭可以多喝些滋补的高汤，晚餐要加强蛋白质的补充，加餐则可以选择桂圆粥、荔枝粥、牛奶等。

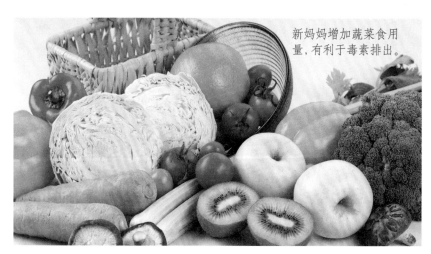

新妈妈增加蔬菜食用量，有利于毒素排出。

本周是产后恢复健康的关键期，身体基本恢复正常，需要增加营养，提升元气，进补不可掉以轻心。

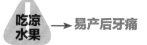

吃些杜仲，告别腰酸痛

本周，新妈妈吃些杜仲有助于促进松弛的盆腔关节韧带恢复，加强腰部和腹部肌肉的力量，尽快保持腰椎的稳定性，减少腰部受损害的概率，从而防止腰部发生疼痛。而且，杜仲还可减轻产后乏力、晕眩、小便频繁等不适。

滋补身体不代表随意服用中药

乱用中药 → 影响产后身体恢复及泌乳

虽然有些中药对产后新妈妈有滋阴养血、活血化瘀的作用，可以增强新妈妈的体质，促进子宫收缩，但有些中药有回奶的作用，如大黄、炒麦芽等，新妈妈一定要咨询医生后慎重使用。另外，一些热性的药物会使新妈妈上火，出现口舌生疮、大便秘结或痔疮等症状，使新妈妈出汗增加，耗损新妈妈的身体，不利于新妈妈身体恢复。

不吃过凉的水果

吃凉水果 → 易产后牙痛

坐月子是可以吃水果的，而且吃水果可以补充维生素，保证营养全面摄入。新妈妈可以根据季节和自己的口味，每天选择两三种食用。但一定不要直接吃从冰箱里拿出来的水果，以免引起牙痛。新妈妈可以把水果在室温下放几个小时或用温水泡一下再食用。食用水果时，每次不要吃太多，适量即可。水果种类繁多，除了寒凉性质的水果，香蕉、草莓、芒果、桃子、葡萄、苹果、木瓜等都可以适量食用。

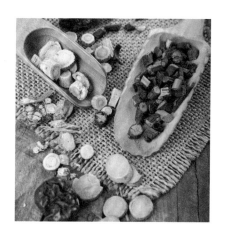

金牌月嫂有话说

减少外出吃饭，控制饮食

马上就要出满月了，亲朋好友可能要为新妈妈和宝宝庆祝一番，此时往往会去餐厅吃饭。但是餐厅的食物一般都是多油、多盐、多糖、多味精的，不符合新妈妈产后进补要求，摄入过多也不利于新妈妈恢复。那么如果必须要出席的时候怎么办呢？

就餐前喝汤：在就餐前，先喝一些清淡的汤，可以减少肉类、油类食物的摄入量。

用清水涮食材：太咸、太油的食物，新妈妈可以准备一碗清水，先涮一下再食用，可以避免摄入过多油、盐、糖。

控制用餐时间：新妈妈将用餐时间控制在1小时之内，并且一定要细嚼慢咽，这样也可以有效避免摄入太多。

适量吃牛蒡有助于增强体力

牛蒡是一种营养价值较高的保健产品，富含膳食纤维、蛋白质、钙、磷、铁等人体所需要的多种营养物质。牛蒡能清除体内垃圾，改善体内循环，促进新陈代谢，达到增强体质的目的，新妈妈可以在产后适当吃一些。而且，牛蒡中非常特殊的营养成分——菊糖，其有助人体筋骨发达，增强体力。同时，牛蒡内的膳食纤维可以刺激大肠蠕动，帮助排便，预防便秘，降低体内胆固醇，减少毒素、废物在体内的积存。

滋补也要控制脂肪摄入

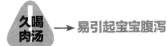

怀孕期间，孕妈妈为了准备生产及产后哺乳而储存了不少的脂肪，再经过产后前3周的滋补，又给身体增加了不少负荷。此时若吃过多含油脂的食物，乳汁会变得浓稠，而母乳中脂肪太多，宝宝的消化功能是承受不了的，容易发生呕吐等症状。再则，新妈妈摄入过多脂肪增加了患糖尿病、心血管疾病的风险；其乳腺也容易阻塞，易患乳腺疾病；脂肪摄入过多对产后瘦身也非常不利。

哺乳新妈妈不应长时间喝肉汤

久喝肉汤 → 易引起宝宝腹泻

一般来说，新妈妈每天吃2个鸡蛋，配合适当的瘦肉、鱼肉、蔬菜、水果也就够了。奶水充足的新妈妈不必额外喝大量肉汤，奶水不足的可以喝一些肉汤，但也不必持续1个月。摄入脂肪过多，不仅新妈妈的体形不好恢复，而且因为奶水中含有大量脂肪颗粒，宝宝难以吸收，易造成宝宝消化不良，导致腹泻。

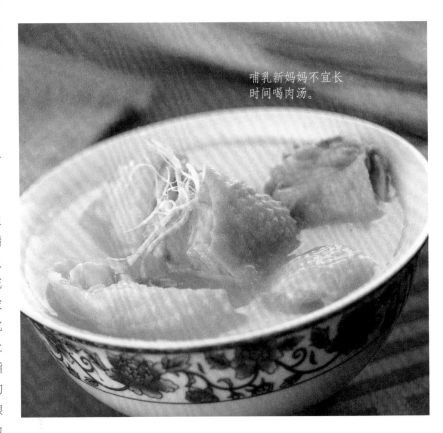

哺乳新妈妈不宜长时间喝肉汤。

宜增加养颜食材

新妈妈在分娩后体内的雌激素又恢复到先前的水平，所以很容易使妊娠纹更加明显，皮肤变得粗糙、松弛，甚至产生细纹。本周新妈妈可适时增加一些养颜食材，为健康和美丽加分。

各类新鲜水果、蔬菜含有丰富的维生素C，具有消褪色素的作用。如柠檬、猕猴桃、西红柿、土豆、圆白菜、冬瓜、丝瓜等。

谷皮中的维生素E，能有效抑制过氧化脂质的产生，从而起到干扰黑色素沉淀的作用。适量吃些糙米，补充营养的同时又能预防色斑的生成。

美白、补虚的食物可以适当吃一些

哺乳期间，宝宝通过母乳摄取母体的营养，这样就增加了新妈妈身体的营养负担，新妈妈皮肤暗淡无光的原因之一就是营养缺失和脾虚，建议新妈妈多吃些营养丰富、补脾健胃的食物，如山药、红薯、鲫鱼、大米等。还可以适当吃一些薏米、西红柿、西瓜、橙子、山楂、柑橘等，这些食物有利于皮肤的新陈代谢，具有很好的美白肌肤的功效。

非哺乳新妈妈多吃些鱼

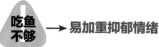

很多非哺乳新妈妈由于不能亲自喂养宝宝，而心生愧疚，加之产后体内雌性激素发生变化，容易产生抑郁心理，情绪容易产生波动，会不安、低落，或者常常为一点儿小事不称心而感到委屈，甚至伤心落泪。此时，适当多吃些鱼肉和海产品对缓解抑郁情绪有好处，因为鱼肉和海产品中含有一种特殊的脂肪酸，有抗抑郁作用，能够减少产后抑郁的发生。

吃苹果缓解压力

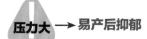

苹果营养丰富，热量不高，是产后新妈妈瘦身的好选择。苹果是碱性食品，可维持体内酸碱平衡，增强体力和抗病能力。苹果果胶属于可溶性膳食纤维，不但能促进胆固醇代谢，有效降低胆固醇水平，更可促进脂肪排出体外。苹果特有的香味还可以缓解压力过大造成的不良情绪，产后情绪不稳定的新妈妈不妨多吃一些。

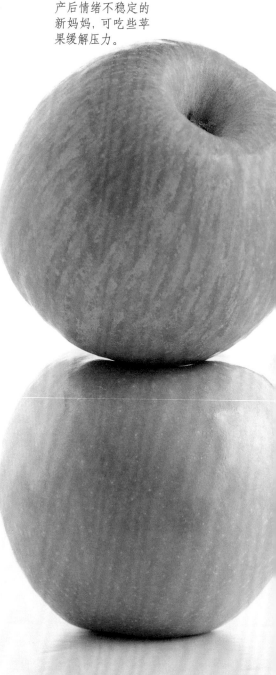

产后情绪不稳定的新妈妈，可吃些苹果缓解压力。

产后第 4 周私房月子餐

产后第 4 周进补是非常必要的，进补的量可以适当增加，食材也可以选择热量稍高的，如胡萝卜牛蒡排骨汤等，能够为新妈妈补充体力。

胡萝卜牛蒡排骨汤

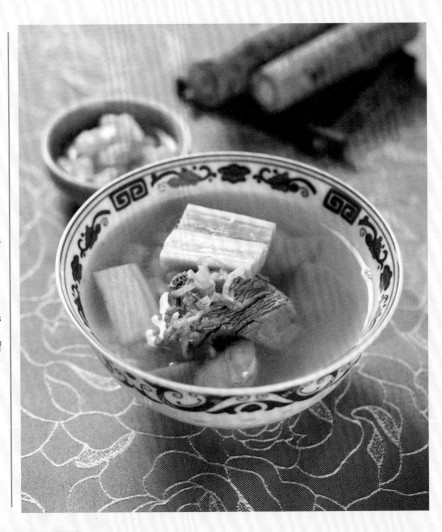

原料： 排骨 200 克，牛蒡、胡萝卜各 50 克，盐、葱花各适量。

做法：

① 排骨洗净斩段备用；牛蒡清理干净切段备用；胡萝卜洗净切块备用。

② 把所有食材一起放入锅中，加清水大火煮开后，转小火再炖 1 小时；出锅时加盐调味，撒入葱花即可。

功效： 牛蒡含有一种非常特殊的营养成分菊糖，有助于筋骨发达、增强体力。

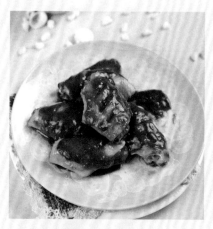

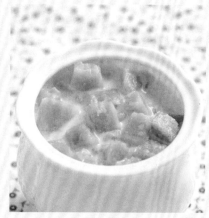

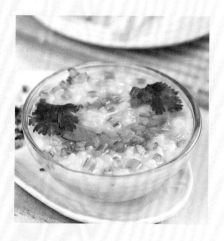

虾酱蒸鸡翅

原料：鸡翅中 250 克，虾酱 10 克，葱段、姜片、水淀粉、盐、白糖各适量。

做法：

① 洗净翅中，沥干，在翅中上划几刀，用水淀粉和盐腌制 15 分钟。

② 将腌好的鸡翅中放入一个较深的容器中，加入虾酱、姜片、白糖和适量的盐拌匀，盖上盖儿。

③ 放进微波炉用大火蒸 8 分钟，取出加入葱段，再放入微波炉中，大火蒸 2 分钟，取出码入盘中即可。

功效：虾酱中蛋白质、钙、磷、硒等营养素的含量都较高，同脂肪较少、高蛋白质的鸡翅一起食用，为新妈妈补充体力，也能提高母乳质量。

木瓜牛奶露

原料：木瓜 200 克，牛奶 250 毫升，冰糖适量。

做法：

① 木瓜洗净，去皮，去子，切成块，备用。

② 木瓜块放入锅内，加适量水，水没过木瓜块即可，大火熬煮至木瓜块熟烂。

③ 放入牛奶和冰糖，与木瓜块一起调匀，再煮至汤微沸即可。

功效：牛奶中含有催眠物质，具有缓解失眠的功效，利于产后体虚而导致神经衰弱的新妈妈。此外，木瓜牛奶露有一定的美容作用。

鲜虾粥

原料：虾 2 只，大米 100 克，芹菜、香菜叶、盐各适量。

做法：

① 大米洗净，浸泡 30 分钟；芹菜择洗干净，切碎；虾去头、去壳、去虾线。

② 锅中放入大米，加适量水煮粥。

③ 待粥熟时，把芹菜碎、虾放入锅中，煮 5 分钟左右，放盐搅拌均匀，撒入香菜叶即可。

功效：虾的营养价值极高，能增强哺乳新妈妈的免疫力，还可促进乳汁分泌。

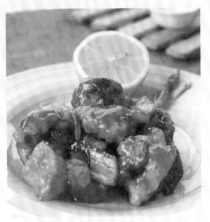
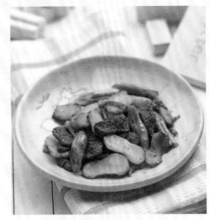
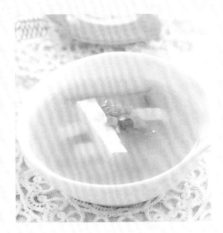

菠萝鸡片

原料：鸡胸肉 200 克，菠萝 150 克，青椒片、红椒片、葱丝、蒜片、姜末、盐、淀粉、蚝油、番茄酱各适量。

做法：

① 鸡胸肉洗净切片，用淀粉和蚝油拌匀腌渍 20 分钟；菠萝洗净切块。

② 油锅烧热，放入葱丝、姜末、蒜片爆香，然后放入鸡肉片翻炒。

③ 待鸡肉片的颜色变白，放入菠萝块、青椒片、红椒片和番茄酱翻炒片刻，加盐调味即可。

功效：菠萝开胃助消化，还可以促进血液循环，鸡肉可以帮助新妈妈补充营养，增强体能。

豆角烧荸荠

原料：牛肉、豆角、荸荠各 30 克，葱姜汁、盐、水淀粉、高汤各适量。

做法：

① 荸荠削皮，切成片；豆角斜切成段；牛肉切成片，用少量葱姜汁和盐拌匀腌 10 分钟，用水淀粉抓匀。

② 油锅烧热，下入牛肉片用小火炒至变色，下入豆角段炒匀，再放入余下的葱姜汁，加高汤烧至微熟。

③ 下入荸荠片，炒匀至食材全熟，加适量盐调味即可。

功效：豆角含蛋白质、钙及丰富的 B 族维生素，对新妈妈产后恢复很有利，而荸荠含胡萝卜素较高，能帮助新妈妈缓解眼部不适。

西红柿豆腐汤

原料：西红柿 2 个，豆腐 1 块，盐、葱花各适量。

做法：

① 西红柿洗净，切片；豆腐洗净切条。

② 油锅烧热，西红柿片放入锅中煸炒七八分钟至成汤汁状。

③ 加入豆腐条、适量水、盐，大火烧开，改小火慢炖 10 分钟左右，撒上葱花即可。

功效：豆腐中的植物蛋白质，有助于消除新妈妈的疲劳感、恢复体力。

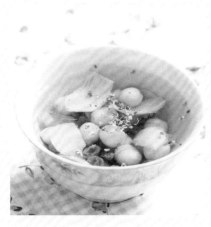

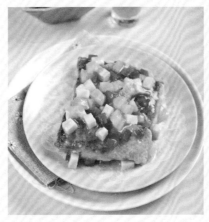

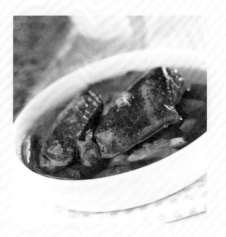

百合莲子桂花饮

原料：百合 10 克，莲子 4 颗，桂花蜜、冰糖各适量。

做法：

① 百合轻轻掰开后用水洗净表面泥沙；莲子用水浸泡 10 分钟后捞出。

② 锅中加适量水，将莲子煮 5 分钟后将莲子心取出。

③ 莲子回锅，再次煮开，加入百合瓣儿，再加入冰糖煮至冰糖融化。

④ 关火后晾温，加入适量的桂花蜜即可。

功效：百合中富含维生素 B_1、维生素 B_2、钙、磷、钾等营养成分，产后新妈妈食用可起到定心养神、辅助睡眠、清肝利尿的作用。

橙香鱼排

原料：鲷鱼 1 条，橙子 30 克，红椒、冬笋各 20 克，盐、水淀粉、淀粉各适量。

做法：

① 将鲷鱼收拾干净，切大块；冬笋、红椒洗净，切丁；橙子取出肉粒。

② 锅中倒入适量油，鲷鱼块裹适量淀粉入锅炸至金黄色。

③ 锅中放水烧开，放入橙肉粒、红椒丁、冬笋丁，加盐调味，用水淀粉勾芡，浇在鲷鱼块上即可。

功效：橙子中的果酸可以促进肉类蛋白质的分解和吸收，有助于消化。橙子还富含维生素，能提高新妈妈和宝宝的免疫力。

菠菜板栗鸡汤

原料：鸡翅 150 克，板栗 50 克，菠菜 100 克，蒜片、姜片、葱花、料酒、盐、酱油各适量。

做法：

① 鸡翅洗净，放入沸水中汆透；板栗放入沸水中煮熟，剥壳去皮取肉。

② 菠菜洗净，放入沸水中烫一下，捞出挤干水分。

③ 将姜片、蒜片、葱花放入锅中爆香，放入鸡翅、板栗，倒入酱油，炒至鸡翅上色，放入料酒，倒入适量清水煮开。

④ 用小火焖至鸡翅、板栗熟烂后放入菠菜，加盐稍煮几分钟即可。

功效：此汤可以帮助产后新妈妈补血通肠，提高免疫力。

月嫂有问必答

抑郁

怎么确定自己产后抑郁

1. 胃口很差,什么都不想吃,体重有明显下降或增加。

2. 晚上睡眠不佳或严重失眠,因此白天昏昏欲睡。

3. 经常莫名其妙地对丈夫和宝宝发火,事后有负罪感,不久又开始发火,如此反复。

4. 几乎对所有事物失去兴趣,感觉到生活没有希望。

5. 精神焦虑不安,常为一点小事而恼怒,或者几天不言不语、不吃不喝。

6. 认为永远不可能再拥有属于自己的空间。

7. 思想不能集中,语言表达紊乱,缺乏逻辑性和综合判断能力。

8. 有明显的自卑感,常常不由自主地过度自责,对任何事都缺乏自信。

9. 不止一次有轻生的念头。

以上九种情况,如果有超过5项(包含5项)的回答为"是",并且这种情况已持续了2周,那么新妈妈有可能患上了"产后抑郁症",需要及时去医院治疗。如果有三四项的回答为"是",新妈妈就要警惕了,因为不良情绪积累较多,很有可能导致抑郁症的发生,需要及时寻找途径释放不良情绪。

失眠

失眠会导致泌乳不足吗

也许很多新妈妈不知道,睡眠不足不仅仅会导致身体乏力、免疫力下降,还会使乳汁分泌量减少。因此,如果晚上没睡好,白天就要好好补觉了。不需要哺乳或宝宝睡觉的时候新妈妈最好抓紧时间睡觉,即使睡不着也要躺在床上,闭着眼睛休息。

体虚

产后阴虚怎么调养

到了产后第 4 周，新妈妈还是觉得虚弱，可能是因为调养不当，造成阴虚体质引起的。阴虚体质的新妈妈形体多瘦长，在坐月子期间怕热，常感到口干咽燥、心烦、皮肤干燥、出汗多，经常大便干结，容易烦躁和失眠。此时，新妈妈不宜多食热性食物，如羊肉、韭菜、辣椒、葵花子等性温燥烈之品。可以多食用黑豆、银耳、木耳、莲子、百合、桑葚、乌梅等滋阴补肾的食物。

妊娠纹

产后怎么淡化妊娠纹

新妈妈的肚子在近一个月的恢复后，会有所减小，很多爱美的新妈妈都开始着手淡化孕期长出来的妊娠纹了。这时候新妈妈一定要注意健康生活，才有助于缓解妊娠纹。

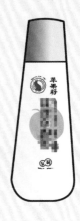

新妈妈产后无论多忙都要保证每天 8 小时以上的睡眠，以调整体内激素的分泌。而且充足的睡眠可以让新妈妈保持轻松愉悦的精神状态，有利于缓解妊娠纹。

有吸烟、饮酒嗜好的新妈妈，在坐月子时一定要尽量戒掉，少吃刺激性过强、甜腻和油炸的食物，多吃新鲜蔬菜和水果，每天保证喝 6~8 杯白开水。

保持皮肤清洁，每天洗澡。洗澡可以促进身体血液循环，有利于妊娠纹的淡化。

瘦身

本周可以准备瘦身了吗

产后第 4 周，很多新妈妈都感觉自己身体已经好了很多，纷纷想要开始瘦身了，恨不得马上恢复到孕前的苗条身材。但此时还不宜开始瘦身，因为本周新妈妈的身体还在不断地恢复中，子宫会在本周恢复到正常大小，但子宫内膜还没有完全恢复，剖宫产新妈妈的伤口也没有完全愈合。因此，为了新妈妈的身体能够顺利恢复，新妈妈还是不要太急于瘦身。

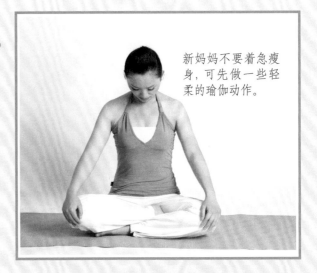

新妈妈不要着急瘦身，可先做一些轻柔的瑜伽动作。

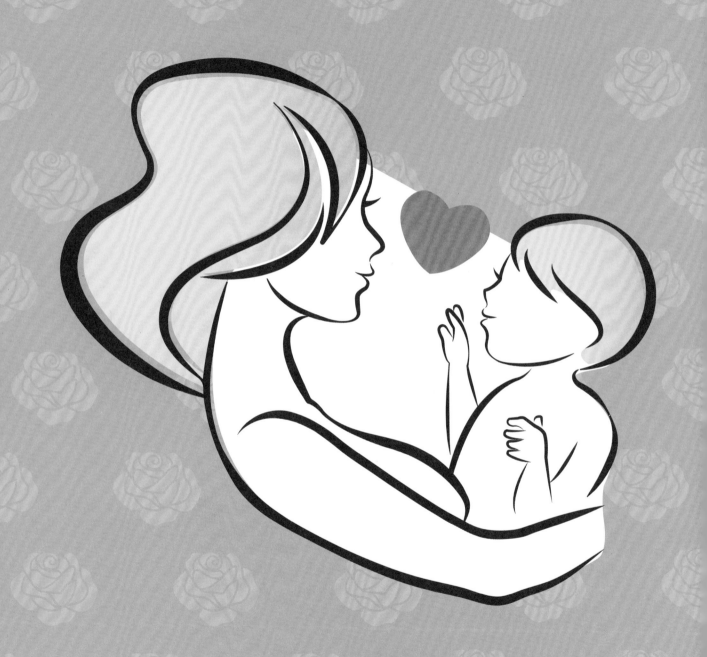

产后第 5 周
小心累出月子病

经过了一个月的调养，新妈妈体虚、无力、出汗的症状基本没有了，感觉自己终于可以开始正常的生活了。但此时也不能太操劳，因为身体还没有完全恢复，小心累出月子病。此时的新妈妈可以做些力所能及的家务，但应量力而为，避免过度劳累引起肌肉酸痛、关节痛等问题。

月嫂私授经验，远离月子病

产后，新妈妈容易腰酸背痛，这多是由于产后频繁弯腰、抱宝宝、进行过重劳动引起的，因此，新妈妈一定别累到自己。

别太累，预防腰酸背痛

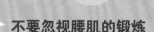

产后腰酸背痛巧应对

缓解产后腰酸背痛最好的方法就是让腰背肌肉得到适当的休息。因此，新妈妈不要过早久站和久坐，更不要过早劳动和负重。腰酸背痛的新妈妈应尽可能多花时间来平躺，可以使脊椎四周支撑身体直立的肌肉减少负担，得到放松。如果长期腰酸背痛无法缓解，可去医院选择推拿、理疗等专业方法治疗。

不要忽视腰肌的锻炼

很多新妈妈出月子后会落下腰痛的毛病，这都是月子期间不注意对腰部的保护造成的。其实，除了注意腰部保暖，不提重物之外，新妈妈可以在每天起床后做两三分钟的腰部运动，也可以多散步，都能防止和减轻腰痛。如果月子期就感到腰部不适，可用按摩、热敷、洗热水澡的方式促进血液循环，改善腰部不适感。

腰部运动防止腰酸背痛

新妈妈可以在产后适当做一些腰部运动，可有效预防腰酸背痛：

1. 仰卧平躺在床上，双膝弯起，靠向自己胸部，用双手抱住双膝，慢慢用力，尽量地贴近自己的胸部，维持此姿势一两秒钟，再恢复平躺。

2. 正坐在椅子上，双腿分开，身体向前弯曲并用手摸到双脚，然后立即恢复端坐姿势。要注意，恢复坐姿要快，往下弯腰动作要慢。

产后新妈妈会有不同程度的气血两亏，这会影响到新妈妈的眼睛，容易出现眼睛干涩等不适情况，如果产后保护不当或用眼过度，这样的症状会更加严重。

少用眼，预防眼睛干涩

产后眼花、视力下降别忽视

由于体内激素的变化，有些新妈妈会出现眼花的症状。不用担心，坐月子时只要注意少用眼，多吃一些对眼睛有利的食物，如鱼肉、胡萝卜、橙子等，过一段时间，眼花的症状就会减轻，直至完全康复。

有些新妈妈眼前会出现"冒金星"的现象，或是感到眼前有小黑点儿移动，视力模糊，不要掉以轻心，应及时去眼科做个全面检查。因为这种现象往往是高血压的表现，新妈妈一旦患上高血压，需及时治疗，以免造成更大的疾病隐患。

避免伤心流泪

产后新妈妈会因体内激素急剧下降，哺喂母乳遭遇挫折、身材改变、不知如何照顾宝宝等问题，感到忧郁而哭泣。中医认为肝开窍于目，为精血所养，产后气血耗损再加上哭泣会更伤精血，容易对眼睛造成伤害。而且心情不好易伤肝，因此希望新妈妈在月子里最好不要轻易流泪，凡事要想开些，家人也要多劝导，并给予精神上的支持和鼓励。

避免长时间看书、看电视、使用电脑

产后身体各个系统，包括皮肤、眼睛都需要一定的时间慢慢恢复，如果过早或长时间用眼，会使新妈妈眼睛劳累，日后容易发生眼痛。电视或电脑屏幕对眼睛也有一定刺激，每天看电视或电脑的时间不宜超过2小时，每次看30分钟就应让眼睛休息一下。此外，不要在黑暗中看手机，否则易造成眼睛黄斑部病变，易致视力下降。产后新妈妈一定要经常闭目养神，保护好自己的眼睛。

产后第5周护理重点

宝宝终于满月了，新妈妈高兴的同时是不是也觉得自己好不容易熬过了月子？但身体的恢复是个缓慢的过程，坐月子一定要调养到产后6周才算结束，新妈妈还是不能太忽视日常生活的细节，不能太随意，要再忍耐一段时间哦。

月子一定要坐满

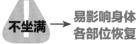

不坐满 → 易影响身体各部位恢复

进入本周，很多新妈妈都以为自己已经出月子了，其实不然。毕竟新妈妈的身体在孕期10个月的时间里发生了太多的变化，如膨大的子宫、松弛的肌肉、为了分娩而改变的内分泌等，都需要一段时间来恢复，大约需要6周，这42天称为产褥期，也是我们通常所说的坐月子。

在这段时间里，新妈妈的主要任务是休息，给身体恢复的时间，以及哺喂小宝宝。不要进行重体力劳动，或者提拿重物等，否则会影响身体的恢复。

新妈妈可适当增加运动量

不运动 → 易体力恢复不良

产后第5周，新妈妈全身各部位都有了很大的恢复，在身体恢复较好的情况下，本周可以增加一些运动量了，以便6周后向正常生活过度。选择运动一定要舒缓，避免剧烈运动，较为不错的方法是将锻炼融入到生活点滴中，比如，看电视时可以靠墙站一会儿，将头、背、臀、脚跟贴紧墙壁伸直，有利于挺直背脊，舒缓因频繁抱宝宝引起的腰背部疼痛，也可以在日常走动时增加一些深呼吸练习，对缓解疲劳、放松心情有好处。

高龄新妈妈坐月子要静养

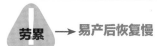

劳累 → 易产后恢复慢

高龄新妈妈生下宝宝不容易，身体会比年轻的新妈妈弱些，所以更要注意保养。高龄新妈妈不仅在刚生完宝宝的头几天要静养，整个产褥期都要在安静、空气流通的地方静养，不宜过早负重及操劳家务。

另外，高龄新妈妈中一多半是剖宫产，手术后的第一天一定要卧床休息。在手术6小时后，应该多翻身，这样可以促进瘀血的下排，同时减少感染，防止发生盆腔静脉血栓和下肢静脉血栓。

因为高龄新妈妈术后恢复较慢，此时如果休息不好，容易影响伤口愈合，延长恢复时间，甚至会导致身体各部位酸痛等问题。

适当运动，保持良好睡眠，提高免疫力，让新妈妈更快恢复，远离月子病。

二胎高龄新妈妈预防关节疼痛

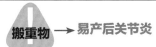

搬重物 ➡ 易产后关节炎

二胎高龄新妈妈坐月子时，出现关节疼痛的概率比较大，这可能与二胎高龄新妈妈机体调节能力变化有关。也有些是由于二胎妈妈大意了，平时操劳过多，没有保养导致的。

产后过早、过多地从事家务劳动，久抱宝宝，经常给宝宝换尿布，都容易导致二胎高龄新妈妈的关节、肌腱和韧带负担过重，引起手腕部及手指关节痛等现象。

因此，二胎高龄新妈妈一定要科学地坐月子，坐、立、行走、哺乳都应注意姿势，强调保暖以促进血液循环，增强新陈代谢。适当锻炼，促进肌肉恢复，以增强自我调节能力，缓解关节疼痛。

双臂运动防肩痛

新妈妈总是抱宝宝，双臂和肩部常常觉得酸痛。此时新妈妈可以做做双臂运动，可促进血液流通，解除肩膀疲劳，缓解胳膊肿痛。

具体方法如下：平躺于床上，双臂自然张开，两肩成一条直线，掌心向上，双臂向上抬，在胸前正上方合拢，两手掌用力合起。注意肘部不要弯曲，每天进行两三次锻炼即可。

冬季要穿着袜子睡觉

光脚 ➡ 易着凉、下肢疼痛

冬季人体受寒冷气温的影响，机体的生理功能会发生变化，尤其是身体还未完全恢复的新妈妈，免疫力会相对降低。有些新妈妈在睡着时可能会将脚伸到被子外面，这样很容易着凉。为防止此类情况发生，最好穿着袜子睡觉。

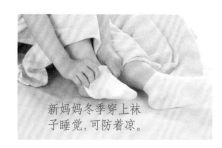

新妈妈冬季穿上袜子睡觉，可防着凉。

产后经常做乳房检查

由于产后乳房充满了乳汁，所以乳房变得非常丰满、娇嫩。乳房担负着喂养宝宝的重任，乳胀、乳房疼痛等常常会困扰新妈妈，严重的还会出现乳腺炎、乳房肿块等问题，威胁乳房健康。因此，产后新妈妈一定要经常给乳房做检查，这不仅是对新妈妈的保护，也是对宝宝的健康成长负责。

切忌强力挤压乳房

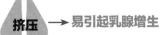

乳房受外力挤压，有两大弊端：一是乳房内部软组织易受到挫伤，或使内部引起增生等。二是受外力挤压后，较易改变外部形状，使坚挺的双乳下塌、下垂。所以，无论是为了将多余乳汁挤出、按摩乳腺促进泌乳，还是进行乳房检查，新妈妈都应避免用力挤压乳房。

警惕妇科炎症

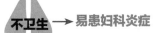

分娩时，女性的产道完全打开，细菌很可能会进入产道，甚至是宫颈内，而新妈妈身体免疫力明显下降，身体恢复期若不精心护理，很容易就会诱发妇科炎症。因此，新妈妈一定要注意私处卫生，尤其是在产后一个月后，恶露基本排净的本周，一定要坚持用温水清洗私处，以免落下妇科病，一旦出现妇科炎症，要及时就医。

夏天别使用蚊香

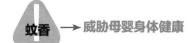

夏季坐月子的新妈妈和刚出生的宝宝，会遇到恼人的蚊虫叮咬问题。尤其是宝宝皮肤娇嫩，被蚊子叮上一口就会红肿一片。要是感染上病菌会更麻烦。但是蚊香、杀虫剂等多含有特殊化学成分，会通过消化道、呼吸道进入人体，并具有一定毒性，对新妈妈和宝宝都十分不利，因此，新妈妈要慎用蚊香。

遇到蚊虫叮咬时，新妈妈可使用蚊帐，实用、环保又安心。也可购买电蚊拍，同时新妈妈的房间在白天时要多通风，保持屋内干燥，不要有积水，垃圾也要及时倒掉。

蚊香多含具有一定毒性的特殊化学成分，对新妈妈和宝宝不利。

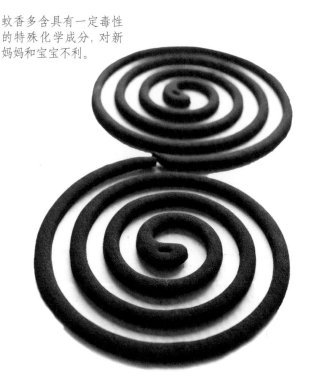

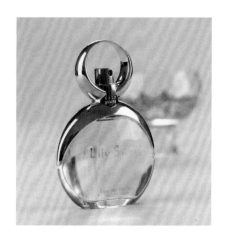

不要使用香水

　　产后，新妈妈的皮肤会发生变化，用香水容易引起过敏；而且，宝宝的嗅觉也很敏感，香水的味道对于宝宝来说过于刺激，可能会让宝宝产生不适、出现哭闹、拒绝母乳等问题，所以新妈妈在月子期间及哺乳期间不要使用香水。

产后不能立即戴隐形眼镜

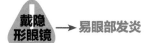 → **易眼部发炎**

　　怀孕期间，由于激素的变化，会让孕妈妈眼球变干，不适合戴隐形眼镜。产后虽然激素水平有所恢复，但是这个过程不可能一两天就能完成，一般需要至少3个月的时间才能恢复正常。所以专家建议新妈妈在产后3个月以后再戴隐形眼镜，避免引起眼部干涩、红肿、发炎等情况。

剖宫产后两年内避免再怀孕

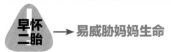 → **易威胁妈妈生命**

　　剖宫产后，医学上建议至少两年之后才可以生二胎，这样能较少地影响曾经受损的子宫。过早再次怀孕，胎宝宝的发育会使子宫不断增大，子宫壁变薄，剖宫产手术在子宫上造成的伤口很容易在怀孕晚期或分娩过程中破裂，造成腹腔大出血甚至威胁生命。因此，再次怀孕最好是在剖宫产两年以后较为安全。

　　另外，剖宫产新妈妈在术后两年内要做好严格的避孕措施，否则有疤痕的子宫容易在进行刮宫术时发生穿孔，甚至破裂。

心情舒畅防脱发

　　产后脱发是很多新妈妈都会遭遇的问题，除了分娩后身体激素的变化外，新妈妈的心情也是其中一个重要原因。

　　新妈妈在产前产后容易精神紧张，照顾宝宝的过程中，新妈妈又容易过度疲劳，还会担心宝宝出现各种各样的问题，心情不能放松，始终处于高压状态，导致植物性神经功能紊乱，头皮血液供应不畅，从而使头发营养不良，造成脱发。所以，新妈妈应保持心情舒畅、放松，不焦虑、不担心，这样不仅对头发有益，还能让新妈妈容光焕发、年轻靓丽。

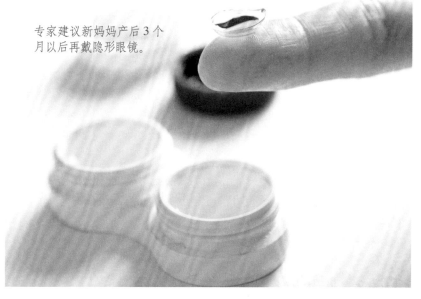

专家建议新妈妈产后3个月以后再戴隐形眼镜。

产后第5周饮食指导

本周，新妈妈会明显感觉有劲儿了，但此时仍要注意补充体力、强健腰肾，以避免日后腰背疼痛。而且，新妈妈不要过多食用燥热食物，否则可能会引起乳腺炎、尿道炎、便秘或痔疮等。

根据身体状态进补

本周仍是新妈妈调整体质的黄金时机，应根据前4周新妈妈的恢复程度，依据自己的体质设计进补食谱，对症调补。一般来说，新妈妈宜采用温和的调补方法，不宜食用生冷食物，并且要注意控制热量的摄入，以免进补过度而造成营养过剩，从而导致脂肪堆积、上火、便秘等问题。

回乳同时保持营养

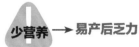 **少营养 → 易产后乏力**

本周，很多新妈妈因各种问题无法继续母乳喂养，开始着手回乳了，不过，新妈妈也要注意适当进补，毕竟经过那么漫长的孕期、分娩过程，身体的恢复也不是一蹴而就的事情。此时要注意饮食均衡，全面增加营养，以补充体力，同时还可适当添加一些帮助新妈妈回乳的食物，补充的热量也要相应低一些，以便于以后身材的恢复。

根据宝宝发育情况调整饮食

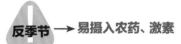 **高油脂 → 易使宝宝消化不良**

哺乳新妈妈此时要根据宝宝的发育状况调节饮食。因为宝宝的生长发育与母乳的质量息息相关，而宝宝是否能完全吸收营养，通过大便可以反映出来。如果宝宝的大便呈绿色，且量少、次数多，说明宝宝的"饭"不够吃，就需要新妈妈多吃些下奶餐了。如果宝宝的便便呈油状，并且有奶瓣儿，则说明新妈妈饮食中脂肪过多，这时新妈妈就要少吃脂肪含量高的肉类等食物了。

总之，为了宝宝的健康，哺乳新妈妈要注意观察宝宝的大便，并随时调整自己的饮食结构，让宝宝快乐成长。

食材应选用应季的

反季节 → 易摄入农药、激素

不论是哺乳新妈妈还是非哺乳新妈妈，都应该根据产后所处的季节和新妈妈自身的情况，相应地选取进补的食物，少吃反季节食物，才能做到"吃得对、吃得好"。比如春季可以适当吃些野菜，夏季可以多补充些水果羹，秋季食山药，冬季补羊肉等。

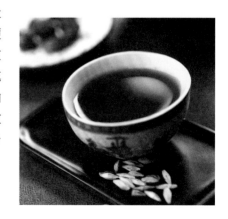

本周需要全面补充营养，适度增加补充体力的食材，促进身体恢复，避免落下月子病，为照顾宝宝、开始新生活做好准备。

冷饮还不能吃

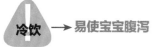

冷饮 → 易使宝宝腹泻

有些爱吃冷饮的新妈妈觉得已经到了产后第5周，子宫已经基本恢复正常了，喝杯冷饮、吃块雪糕或冰镇西瓜已无大碍。这种想法是错误的，不光是分娩后初期不能吃冷饮，在整个哺乳期最好都不要食用太多。这是因为多食冷饮不仅会导致新妈妈脾胃消化吸收功能出现障碍，还易引起宝宝腹泻。

当然，在夏季坐月子时，新妈妈如果出汗多、口渴，可以食用绿豆汤、西红柿，也可吃些水果消暑，对雪糕、冰淇凌、冰冻饮料等还是要敬而远之。

除了冷饮，坐月子期间也不要吃从冰箱里刚拿出来的食物。新妈妈抵抗力差，容易引起肠胃炎等消化道疾病。所以，对于刚从冰箱里拿出来的食物，最好先放在室温下回温一段时间，或者用开水烫过之后再吃。

酸奶别空腹喝

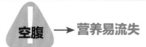

空腹 → 营养易流失

喝酸奶的好处有很多，能够帮助食物消化，促进吸收，且有缓解便秘的功效。但新妈妈切记不要空腹喝酸奶。因为，当空腹喝酸奶时，酸奶中的乳酸菌很容易被胃酸杀死，营养价值和保健作用会大大减弱。

另外，酸奶也不能加热食用，因为活性乳酸菌很容易被烫死，会使酸奶的口感变差，营养流失。

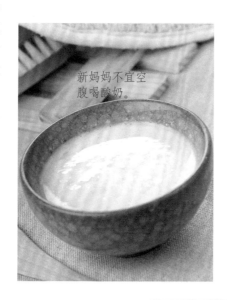

新妈妈不宜空腹喝酸奶。

补充高营养食物，改善虚弱

有些新妈妈因为难产、产后出血较多、产后护理不当等因素，在经过产后4周的调养后，身体仍然虚弱无力。本周，要抓紧本周调养身体的黄金期，多吃些高营养食物增强体力、改善产后虚弱。

补铁食物： 产后，新妈妈适当多吃一些富含铁质及促进铁吸收的食物，如动物肝脏、西红柿、菠菜、猕猴桃等，可以促进血液循环，预防缺铁性贫血，让身体更有力气。

高蛋白质食物： 富含优质蛋白质的食物，可以促进新妈妈机体的自我修复，如鸡蛋、牛奶、瘦肉、豆腐等。

安眠食物： 虚弱的新妈妈可以在晚饭或睡前喝一杯热牛奶、一碗莲子汤等安眠食物，让身体充分休息，更有益于身体恢复。

红色蔬果补血又美容

新妈妈每餐可以适当吃些新鲜蔬菜和水果，特别是红色蔬菜如西红柿等，中医认为这类蔬菜具有补血、生血等功效，还能帮助新妈妈恢复昔日的美丽。

宜吃鳝鱼补体虚

鳝鱼中含有丰富的DHA和卵磷脂，它们是构成人体各器官组织细胞膜的主要成分，而且是脑细胞不可缺少的营养。鳝鱼中的维生素A含量很高，维生素A可以增进宝宝的视力发育。另外，鳝鱼还有很强的补益功能，特别对产后身体虚弱的新妈妈效果更为明显，它有补气养血、温阳健脾、滋补肝肾、祛风通络等功效。

哺乳期少吃火锅

火锅 → 易产后胃肠不适

很多爱吃火锅的新妈妈在怀孕时，一般会为了腹中胎宝宝的健康，严格管住自己的嘴，做到不吃火锅，可一旦生完了宝宝，就觉得吃火锅无所谓了。其实不然，月子期间，新妈妈本来就爱上火，吃火锅会让新妈妈更加上火，尤其是哺乳的新妈妈，会使乳汁变得油腻、火性大，宝宝吃了这样的乳汁易上火和腹泻。

此外，很多新妈妈一吃火锅就容易过量，吃的东西又杂，很容易引起胃肠不适，而且火锅里面有大蒜、大葱、辣椒等调料，更容易加重新妈妈上火的情况，因此，新妈妈也应该少吃。

熏烤食物易致癌

烧烤 → 易增加致癌概率

熏烤食物通常是用木材、煤炭做燃料熏烤而成的。在熏烤过程中，燃料会散发出苯并芘，污染被熏烤食物，在烟熏火烤的食物中，还含有亚硝胺化合物，是强致癌物。新妈妈为了自身的身体和宝宝的健康尽量不要吃。

另外，一些酱卤肉制品、烧烤肉制品、熏煮火腿制品含有过量食品添加剂、亚硝酸盐和复合磷酸盐，新妈妈也不要食用。

宜多吃点豆制品

豆制品已被世界公认为健身益智的佳品。它不但味道鲜美，对大脑发育也有着特殊功效。大豆就是我们平时所说的黄豆，它所含的蛋白质很高，含有人体所必需而又不能在体内合成的多种氨基酸。

所以，哺乳新妈妈要多吃豆制品，这能够促进宝宝脑细胞的旺盛生长，从而提高宝宝的智力。

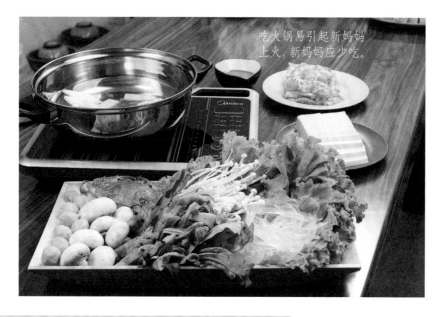

吃火锅易引起新妈妈上火，新妈妈应少吃。

慎吃橘子、西瓜和柿子

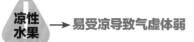

凉性水果 → **易受凉导致气虚体弱**

橘子味酸、性温,多食易上火,月子中胃肠功能欠佳的新妈妈不宜食用。但是,橘络(橘子瓣上的白丝)有通乳作用,哺乳新妈妈可在煮粥时放入适量的橘络同煮服用。西瓜味甘、性凉,虽然味道甘甜,是消暑降温的佳品,但因其性凉,故新妈妈不宜食用;柿子味甘、性寒,气虚体弱、产后外感风寒的新妈妈均应少食或不食。

定时定量吃饭,有助于身体恢复

无规律 → **易产后体虚、恢复慢**

新妈妈不要因为照顾宝宝太过于忙乱而忽视了进餐时间,宝宝经过4周的成长,也培养起了较有规律的作息时间,吃奶、睡觉、拉便便等,新妈妈都要留心记录,掌握宝宝的生活规律,相应安排好自己的进餐时间,并根据宝宝吃奶量的多少,定量进餐、补充水分。这样做有助于控制每天饮食,保证全面摄入营养,增强新妈妈体质,而且能避免营养过剩,以免囤积过多脂肪,给身体增加负担。

坚果不宜多吃

超量坚果 → **易消化不良**

大多数坚果有益于新妈妈的身体健康,坚果中富含蛋白质、脂肪、碳水化合物,还含有多种维生素、矿物质和膳食纤维等。另外,坚果还含有单不饱和脂肪酸、多不饱和脂肪酸,包括亚麻酸、亚油酸等人体必需的脂肪酸。坚果的营养价值很高,但其所含油脂较多,而产后新妈妈消化功能相对减弱,过量食用很容易引起消化不良。坚果的热量很高,50克瓜子仁中所含的热量相当于一碗米饭。所以,新妈妈每天食用坚果量在25克左右即可,食用过量,多余的热量就会在体内转化成脂肪,使新妈妈发胖。

不宜吃煎蛋和生蛋

食用鸡蛋要讲究方法,才能使营养被充分吸收。生鸡蛋不宜吃,因为它难消化,易受细菌感染,有损健康;鸡蛋煮得过老会使蛋白质结构紧密而不易消化,吃了这样的鸡蛋会使新妈妈脾胃不适,产生打嗝、烦躁不安的情况;煎鸡蛋最好不要吃,因为油脂含量高,易致新妈妈发胖。

补充维生素 B_1 防脱发

新妈妈原本光泽、有韧性的头发会在产后暂时停止生长,有些新妈妈还会出现明显的脱发症状,这是受到体内激素的影响而造成的,一般这种情况会在产后1年之内自愈,新妈妈不必过分担心,可以通过吃一些花生等维生素 B_1 含量丰富的食物来缓解。

多吃坚果,不易消化。

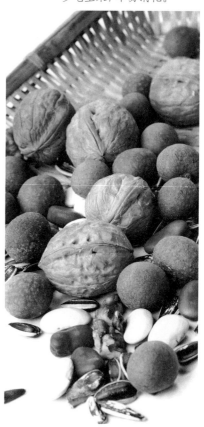

产后第5周私房月子餐

本周,新妈妈身体已经基本恢复,进补量可以稍微有所减少,可以适当减少油脂的摄入,要达到膳食平衡。本周仍需要补充能增强体力、改善不适的食物,为更好照顾宝宝打好基础。

木耳粥

原料:大米50克,木耳20克。

做法:

① 将大米洗净,用冷水浸泡后,捞出,沥干水分;木耳用冷水泡软,洗净,撕成小朵。

② 锅中加入适量清水,倒入大米,用大火煮沸。

③ 改小火煮约30分钟,等米粒涨开以后,放入木耳拌匀,以小火继续熬煮约10分钟即可。

功效:木耳粥能养血驻颜,令新妈妈肌肤红润、容光焕发,并可防治缺铁性贫血。此粥还能增强产后新妈妈的免疫力,促进身体恢复。

海参当归汤

原料:海参50克,干黄花菜、荷兰豆各30克,当归、鲜百合、姜丝、盐各适量。

做法:

① 海参洗净,热水余烫一下,捞出沥干;干黄花菜泡好,掐去老根洗净,沥干;鲜百合洗净,掰成片;荷兰豆洗净;当归洗净,浸泡30分钟。

② 锅中下入姜丝爆香,放入处理好的黄花菜、荷兰豆、当归,加入适量清水大火煮沸。

③ 最后加入鲜百合片、海参,用大火煮熟透,加入盐调味即可。

功效:新妈妈适当吃海参可以增强体力、补充热量,海参、当归同食还具有固本补气、补肾益精的功效。

虾米炒芹菜

原料:干虾米50克,芹菜40克,酱油适量。

做法:

① 干虾米用温水泡发;芹菜去老叶后洗净,切成小段。

② 芹菜段用开水略焯一下,沥干水分。

③ 油锅烧热,下芹菜段快炒,并放入泡发的虾米、酱油,用大火快炒几下即可。

功效:芹菜可分离出一种碱性成分,有镇静作用,新妈妈食用有安神、除烦的功效,有助于新妈妈静心休息。

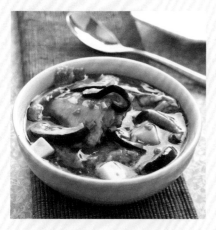 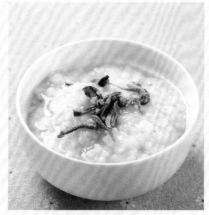 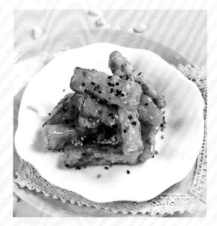

黄花鱼豆腐煲

原料：黄花鱼 1 条，鲜香菇 2 朵，春笋 20 克，豆腐 100 克，料酒、酱油、盐、香油、葱花各适量。

做法：

① 将黄花鱼处理干净，切成两段，放在碗中，加酱油腌渍一下。

② 豆腐切小块；鲜香菇、春笋洗净，切片。

③ 黄花鱼段放入油锅中，煎至两面金黄时，加酱油、料酒、春笋片、香菇片及适量水，烧沸，放入豆腐块，转小火，加盐调味，炖至熟透，淋入香油，撒上葱花即可。

功效：黄花鱼有健脾和胃、益气填精的功效，对贫血、失眠、头晕、食欲不振和产后体虚有很好的补益作用。

大米鳝鱼粥

原料：大米 100 克，鳝鱼肉 50 克，姜末、盐各适量。

做法：

① 将大米洗净；鳝鱼肉切成段。

② 在砂锅中加入适量清水，烧沸后放入大米，用小火煲 20 分钟。

③ 放入姜末、鳝鱼肉段煲 15 分钟，熟透后，放入盐调味即可。

功效：此粥含有丰富的蛋白质、碳水化合物、维生素和矿物质，有益气补虚的功效，有利于新妈妈的身体恢复。

蜜汁山药条

原料：山药 50 克，熟芝麻 10 克，蜂蜜、冰糖各适量。

做法：

① 用温水泡好熟芝麻备用；山药洗净去皮，切成条。

② 将山药条入开水锅焯熟，捞出码盘。

③ 炒锅中加水，放入冰糖，小火烧至冰糖完全溶化，倒入蜂蜜，熬至开锅冒泡即可出锅，将蜜汁均匀地浇在山药上，撒上熟芝麻即可。

功效：山药营养丰富，蜂蜜可促进肠蠕动，芝麻也有润肠通便的作用，此菜可以预防和缓解便秘。

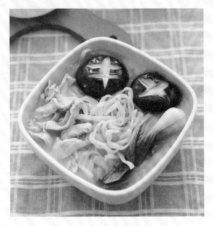

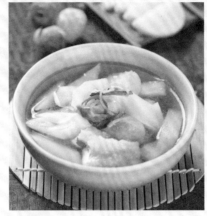

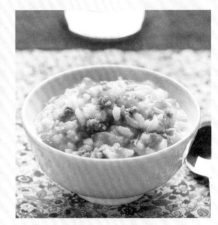

香菇鸡汤面

原料: 面条 100 克, 水发香菇 4 朵, 鸡胸脯肉 100 克, 油菜、盐各适量。

做法:

① 鸡胸脯肉洗净, 切片; 香菇洗净, 切十字花刀; 面条煮熟; 油菜洗净。

② 将煮熟的面条盛入碗中, 鸡胸脯肉片放水中煮成鸡汤, 鸡胸脯肉片捞出, 汤中加盐调味, 放入香菇、油菜煮熟。

③ 把香菇、油菜和鸡胸脯肉片摆在面条上, 淋上热鸡汤即可。

功效: 香菇富含 B 族维生素、铁、钾等营养素, 能提高人体抗病能力, 可预防新妈妈患流行性感冒等疾病。

萝卜炖牛筋

原料: 牛筋、白萝卜各100克, 姜末、葱段、香菜、红椒丝、黄椒丝、料酒、盐各适量。

做法:

① 将牛筋放入沸水中煮约 1 小时后, 捞出洗净, 切小块; 白萝卜去皮洗净后切块备用。

② 在锅中将姜末、葱段爆香, 放入牛筋块、料酒炒约 1 分钟, 倒入砂锅中, 放入白萝卜块、清水, 用大火煮开, 之后用小火煮约 30 分钟。

③ 待白萝卜软烂后加盐调味, 放上香菜、红椒丝、黄椒丝即可。

功效: 牛筋富含胶原蛋白, 可使皮肤更富有弹性。此外, 牛筋还有助于减轻产后新妈妈的腰酸腿痛。

西红柿牛肉粥

原料: 西红柿 1 个, 牛肉 80 克, 大米 50 克, 盐适量。

做法:

① 西红柿划十字刀口, 略烫后去皮, 切碎; 牛肉洗净, 剁成碎末; 大米洗净, 浸泡 30 分钟。

② 锅置火上, 加水烧开, 倒入牛肉末, 水沸后撇去浮沫, 再倒入大米及西红柿碎, 大火煮开。

③ 转小火继续煮, 煮至粥熟后加盐调味即可。

功效: 西红柿中富含多种维生素和番茄红素, 与富含蛋白质的牛肉一同食用, 可以促进新陈代谢, 帮助新妈妈更快恢复身体。

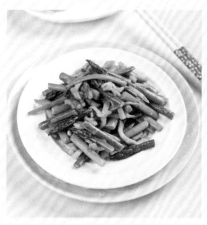

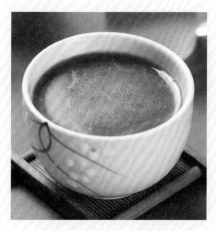

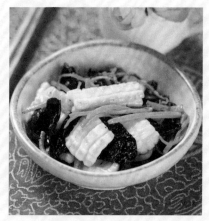

芦笋炒肉丝

原料: 猪瘦肉 50 克, 芦笋 40 克, 胡萝卜 20 克, 葱丝、盐、白糖各适量。

做法:

① 猪瘦肉切丝备用; 芦笋洗净, 切段; 胡萝卜洗净, 切条。

② 锅中烧开水, 放入芦笋段和胡萝卜条焯一下, 捞出备用。

③ 油锅烧热, 煸香葱丝, 倒入肉丝煸炒至变色。

④ 倒入芦笋段和胡萝卜条一起翻炒几下, 加入盐、白糖调味即可。

功效: 芦笋含有蛋白质、膳食纤维等营养素, 是提高免疫力、恢复体质的不错食材。而且还可促进乳汁分泌, 哺乳新妈妈可多吃一些。

山药黑芝麻羹

原料: 山药、黑芝麻各 50 克, 白糖适量。

做法:

① 黑芝麻洗净, 沥干水, 放入锅内炒香, 研磨成粉; 山药洗净, 烘干, 研磨成细粉。

② 锅内加入适量清水, 烧沸后将黑芝麻粉和山药粉加入锅内不断搅拌, 放入白糖调味, 继续煮 5 分钟即可。

功效: 山药黑芝麻羹有益肝、补肾、养血、健脾、助消化的作用, 是极佳的保健食品, 而且山药黑芝麻羹具有美容乌发的功效, 很适合新妈妈在本周食用。

木耳炒鱿鱼

原料: 鱿鱼 100 克, 木耳 20 克, 胡萝卜、盐各适量。

做法:

① 将木耳泡发, 洗净, 撕成小片; 胡萝卜洗净、切丝; 鱿鱼洗净, 在背上斜刀切花纹后切片, 用开水汆烫成卷, 沥干水分。

② 锅中放适量油, 依次下胡萝卜丝、木耳、鱿鱼卷翻炒均匀, 加盐调味即可。

功效: 木耳中的铁、钙含量很高, 鱿鱼富含蛋白质、钙、磷、铁。二者搭配食用, 对新妈妈缺铁性贫血有很好的辅助食疗作用。

月嫂有问必答

剖宫产

剖宫产手术伤口发痒怎么办

剖宫产手术伤口结痂大概在两三周后，瘢痕开始增生，产后一个月后，伤口局部会出现发红、发紫、变硬，并凸出皮肤表面的现象，这时瘢痕部位可能会出现痛痒的情况。特别是在大量出汗或天气变化时，常常刺痒到非要抓破见血才肯罢休的程度。所以在瘢痕患者中有"疼痛好忍，刺痒难熬"之说。

新妈妈可以在医生的指导下涂抹一些外用药，使肌肤润泽，帮助缓解瘢痕痛痒的情况，但哺乳新妈妈要谨慎用药，切不可用手抓挠、用衣服摩擦或用水烫洗，这样只会加剧局部刺激，使结缔组织发生炎性反应，引起进一步刺痒。哺乳新妈妈可以尝试短暂按压瘢痕周围，缓解痒痛情况。

掉发

产后掉发怎么办

产后掉发是正常的，尤其是 1~4 个月内。这是因为体内激素的变化，导致生长期毛发进入终止期，使得处于终止期的毛发比例增加，所以会掉发。新妈妈可以采取以下措施来缓解掉发现象：

适度清洗头发，两三天洗一回即可，选择温和的洗发水。洗发后，可使用润发乳局部涂抹受损的头发，加强润泽。

保持良好的心情和优质的睡眠，对缓解掉发很有帮助。

不要太用力梳理头发，避免头发大量脱落。可选择宽齿梳、松发带来取代细梳和橡皮筋，头发可避免因拉扯而掉落。

梳理头发时，应先将发尾打结部分梳开，再从头梳起。

防感冒

熏醋防感冒是真的吗

月子期间，如果新妈妈感冒了，不仅会影响自身身体恢复，还会影响母乳喂养，很多老人会在房间里熏蒸食醋来给空气"消毒"，帮助新妈妈预防感冒，不过这个方法并不靠谱。

虽然醋酸有一定消毒、杀菌的作用，但是即便是在密闭房间内熏蒸食醋，醋酸的浓度也不一定能达到消毒的标准，效果并不明显。而且，熏蒸过后的房间，有较为刺激的醋味，反而会引起新妈妈嗓子不适。所以，别再用熏醋的方法防感冒了，定期开窗通风、保持室内洁净、新妈妈做好保暖工作，才是更健康的预防感冒的方法。

骨盆痛 骨盆还在疼痛怎么办

新妈妈产后骨盆疼痛主要是分娩时胎儿过大、产程过长、用力不当、姿势不正以及腰骶部受寒等原因造成的。骨盆疼痛一般经过一段时间会自然缓解。如果产后一个月还有骨盆疼痛情况，新妈妈此时要注意多休息，少活动，避免长期保持同一姿势，也要避免过度操劳。同时，适当做些简单的锻炼，如伸屈大腿的运动。严重时可去医院采用推拿按摩方法治疗，并可服消炎止痛药，可有效减轻疼痛。

月经 产后什么时候会来月经

经过一个月的调养，很多新妈妈的身体基本恢复了，有些新妈妈开始奇怪自己的月经还没有恢复是不是有问题。其实，月经并不是在分娩结束或是子宫恢复正常大小后就会恢复的。一般产前身体素质较好的新妈妈，在产后恢复不错、各方面机能均恢复到孕前标准的情况下，月经会在产后4个月左右恢复。而哺乳新妈妈会因为体内激素、哺乳等原因，月经恢复较晚，约在断奶后恢复。产前身体较差，且月子期间恢复较差的新妈妈，月经恢复时间则会更晚，可能在产后一年半左右恢复。

护眼 产后眼睛为什么怕光

怀孕、分娩的过程中要消耗很大的体力和精力，这对肝、肾都会造成一定的影响。因此，产后的新妈妈们都会不同程度地出现气血两亏、肝肾两虚的现象，个别新妈妈还因产后失血过多而造成贫血，这都会累及眼睛。因此，有些新妈妈会出现眼睛不适的症状，比如怕强光，看书报时眼睛又干又涩，有时还会感觉眼痛。出现这种情况应对症调养，并注意少用眼。

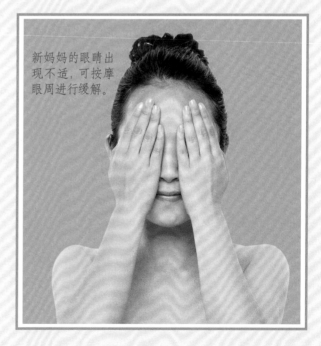

新妈妈的眼睛出现不适，可按摩眼周进行缓解。

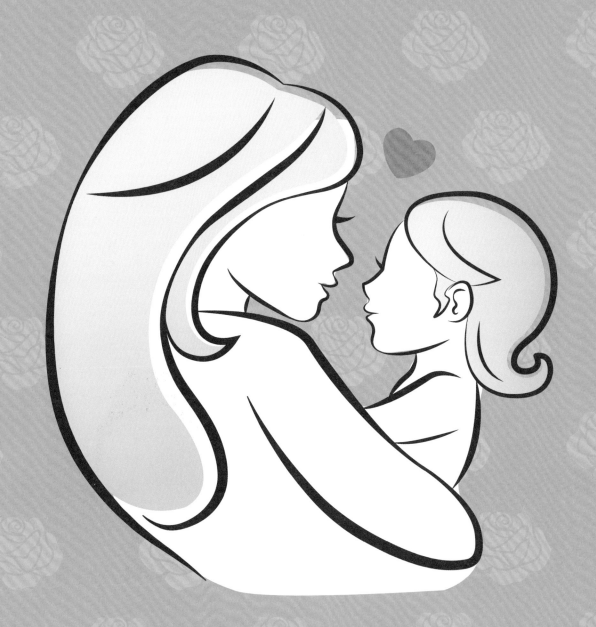

产后第 6 周

坚持好习惯，彻底摆脱月子病

产后第 6 周，新妈妈的身体基本完全恢复，可以调整饮食，采取低脂、低热量饮食，并配合适当的运动来减轻体重。但同时，新妈妈要坚持月子期间的好习惯，如避免碰凉水、不做过于激烈的运动、营养均衡摄入等，坚持好最后一个星期，彻底摆脱月子病。

月嫂私授经验，远离月子病

月子期间，新妈妈大肠蠕动速度减慢，很容易便秘。如果前一段时间进补不当，在月子的最后一周，便秘的情况可能会更严重，甚至诱发了恼人的痔疮，令新妈妈更加辛苦。

调整习惯，积极预防痔疮

痔疮应以预防为主

由于分娩时压迫大肠、产后久坐久卧、饮食油腻等，新妈妈很容易患痔疮。因此，在产后，新妈妈就要有针对性地调整日常习惯，促进肠道蠕动、保持大便通畅，预防痔疮形成。

运动方面，由于产后不宜进行激烈运动，新妈妈就要多下地走走，在室内散步，刺激肠道蠕动。饮食方面除了适当增加一些清淡、促排毒的食物外，每天保证摄入充足的水分也是必要的。

勤换内裤、勤洗浴

新妈妈在月子期间勤换洗内裤、勤洗浴，不但能保持私处洁净，预防阴道炎，还能有效保持肛门清洁，促进该部的血液循环，预防外痔。已经患有痔疮的新妈妈，在大便后要注意，不要用粗糙的手纸等擦拭肛门，避免损伤肛门周围皮肤，引起感染，如果有条件，可以在每次大便后用温热的清水清洗肛门周围。

多吃蔬果，预防产后痔疮

预防产后痔疮，尤其要在饮食上加以注意。新妈妈的饮食不宜过于精细，应适当多吃富含膳食纤维的蔬果，如木耳、海带、香菇、竹笋、胡萝卜、芹菜、菠菜、香蕉、苹果、柑橘等，以刺激肠道蠕动，以免大便长期留存在肠道内，导致大便干结，引发便秘及痔疮。

在月子期间忽视口腔保健，食用坚硬的食物、酸性食物、冷饮等，很容易落下牙齿松动的毛病。哺乳新妈妈不注意补钙，也容易导致牙齿松动，甚至脱落。

好好吃饭，预防牙齿松动

哺乳新妈妈每天宜摄入1 200毫克钙

怀孕后期以及产后3个月内，新妈妈自身体内钙的需求量、流失量都增大了，到了产后哺乳期，新妈妈每天还要分泌约700毫升的乳汁，平均每天丢失约300毫克的钙，很容易因为缺钙导致牙齿松动、骨质疏松等问题。所以哺乳新妈妈千万别忽视补钙。中国营养学会推荐，哺乳新妈妈每天适宜的钙摄入量为1 200毫克。通过食物摄入是最安全可靠的方法，含钙高的食物有芝麻酱、菠菜、蘑菇、动物肝脏、鱼类和畜禽肉汤、牛奶等。

做做叩齿练习

叩齿就是空口咬牙，是一种较常见的牙齿保健方法，这样类似咀嚼运动产生的刺激，可增强牙体本身的抵抗力。产后新妈妈每天早晚可各叩齿80次左右，可增加牙齿的自洁作用。新妈妈在叩齿时用力宜均匀，速度不要过快，也不宜过慢。

月子里一定要刷牙

月子期间不刷牙，口腔卫生难以保证，口腔内的细菌不断刺激敏感的牙龈、腐蚀牙釉质，容易让新妈妈产后牙齿松动、脱落，所以新妈妈一定要每天坚持清洁口腔。

甜食、高温油炸零食也易损坏牙齿

经常进食糖类食物，细菌会将其分解成酸性物质，腐蚀牙釉质。经过高温油炸过的零食内含有较多的盐和糖，并加有大量的食用色素，同样会损害牙釉质。所以，新妈妈在月子里最好不吃甜食和零食。

喝醋易损坏牙齿

到了本周，有的新妈妈为了迅速瘦身，就喝醋减肥。其实这样做并不好。因为大量喝醋，一次摄入过多醋酸会损伤牙齿，腐蚀牙釉质，给新妈妈日后留下牙齿酸痛的隐患。而且喝醋减肥的效果并不比运动加合理饮食的方式更好。

产后第6周护理重点

新妈妈身体状况恢复的好坏，关系到今后相当长一段时间甚至终身的健康。本周是月子中的最后一周，新妈妈一定要坚持住，保持健康的生活作息，保持良好的卫生习惯，彻底跟月子病告别。

重视产后健康检查

不检查 → 易遗留月子病

42 天月子结束后，新妈妈要重视产后的健康检查。此次健康检查是针对子宫恢复、泌尿、消化系统功能、心脏、血管等项目的检查。如果不去做检查，就不能及时发现异常并及早进行处理，容易延误治疗或遗留病症。因此，产后 6 周左右，新妈妈应到医院做一次全面的产后检查，以便了解全身和盆腔器官是否恢复到孕前状态及了解哺乳情况。

产后避孕，保护子宫

不避孕 → 易损伤子宫

月子马上就结束了，大多数新妈妈的子宫恢复到了正常大小，但此时到未来一段时间，新妈妈的子宫还没有做好孕育新生命的准备，因此，新妈妈在产后应立即采取避孕措施，避免给子宫造成损害。

另外，由于几乎所有的口服避孕药都有人工合成的激素，服用后会通过乳汁进入宝宝体内，影响宝宝性器官的正常发育，因此建议新妈妈选择阴道隔膜、避孕套或在产后第 6 周后放置宫内节育环的方法避孕。

高龄新妈妈需警惕妇科疾病

由于高龄新妈妈的恢复能力较差，产后阴道的自净能力和免疫力也有所降低，容易导致各种妇科疾病，给高龄新妈妈带来很大的烦恼。因此，高龄新妈妈要更加注意保持会阴的清洁，或者用专门的按摩手段来恢复阴道的弹性，以加强高龄新妈妈子宫的恢复能力。

产后瑜伽可促进身体恢复还能辅助瘦身

产后，新妈妈进行瑜伽练习，可以拉伸骨盆底支持组织、韧带，改善骨盆底肌肉、韧带松弛状态，缓解肌肉疼痛。而且，定期适度的瑜伽锻炼可以帮助新妈妈缓解紧张情绪，紧实胸部、腹部、腿部肌肉，有助于减肥。

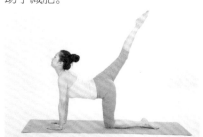

产后第6周过完，新妈妈要及时到医院进行产后检查，查看身体的恢复情况。

可以开始瘦身了

控体重 → 尽快恢复苗条身材

本周，产后新妈妈可以适当开始瘦身了。产后瘦身主要通过调整饮食、增加舒缓的运动来控制体重增长。但此时还处于月子期间，新妈妈仍需要继续恢复身体，绝不能通过过度运动或强制节食减肥的方式进行瘦身，以免增加身体负荷、影响恢复、落下月子病。

抓住产后6个月的瘦身黄金时期

过早瘦身 → 易身体恢复不完全

抓住产后6个月的减肥"黄金期"，新妈妈可以较为轻松地恢复到孕前的苗条状态。因为此时雌激素会迅速恢复，同时新陈代谢速度也回归正常，使得身体自然进入到减肥最佳状态。所以，新妈妈不要着急，养好身体后再进行瘦身。

贫血时别瘦身

贫血时瘦身 → 加重产后虚弱情况

新妈妈在分娩时或多或少都会出血，如果补血不及时、不合理，就会造成贫血，使产后恢复缓慢。在贫血问题还没有得到解决时，新妈妈不适宜瘦身，因为此时瘦身会加重新妈妈的贫血情况。新妈妈一定要养好身体之后再着手恢复身材，这样才能更健康、更美丽。

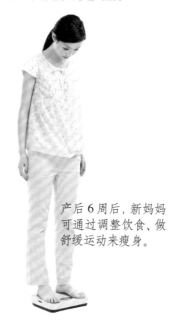

产后6周后，新妈妈可通过调整饮食、做舒缓运动来瘦身。

子宫恢复不好，及时治疗

子宫复旧不全，即子宫没有恢复到以前的状态。产后子宫复旧不全可表现为：腰痛、下腹坠胀、血性恶露淋漓不尽，甚至大量出血等。如果有上述症状，应及时就医。在月子中，新妈妈要从生活、饮食、哺乳等方面积极预防子宫复旧不全。

别总仰卧： 新妈妈卧床休息时不要总仰卧，经常变换体位，以防子宫后倾。

坚持母乳喂养： 宝宝的吸吮可以促进子宫收缩，新妈妈千万别轻易放弃哺乳。

均衡营养更重要： 到了本周，新妈妈要注意营养均衡、以清淡为主，少吃影响子宫恢复的辛辣刺激性食物。

产后瘦身运动要循序渐进

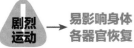

剧烈运动 → **易影响身体各器官恢复**

产后进行适当运动可以促进血液循环，提高机体基础代谢，增加热量消耗，预防早衰。但产后新妈妈要注意，运动时间不可过长，运动量不可过大。应根据个人的体质情况逐渐延长时间，适当加大运动量，逐步由室内走向户外。运动形式可选择散步、快步走、保健操等。动作幅度不要太大，用力不要过猛，要循序渐进，量力而行。

不可空腹进行瘦身运动

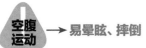

空腹运动 → **易晕眩、摔倒**

空腹运动容易发生低血糖。如果新妈妈选择在早晨运动，建议运动前 30 分钟先吃点早餐。运动前的早餐应以含优质蛋白质的食物为主，这样可以帮助你在运动中消耗更多的脂肪。鸡蛋、脱脂牛奶、鱼、豆腐等都是蛋白质的良好来源。

运动瘦身时应注意补充水分

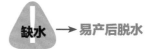

缺水 → **易产后脱水**

新妈妈易出汗、身体较虚弱，因此，在运动时一定要注意补充水分，避免出现脱水情况。首先，运动前新妈妈应该喝适量温开水；其次，运动 20~30 分钟后也要休息并补充水分，以 40~50℃的温开水最合适；另外，需要水分的多少，取决于新妈妈的运动量及四周的环境因素，比如气候、温度及阳光的强度等。在运动完半个小时后，新妈妈也要喝杯温开水，补充水分。

养成好动的生活习惯

有些新妈妈总说没时间运动，其实在我们生活中有很多运动机会，不妨从养成好动的生活习惯开始，例如：走路、做力所能及的家务、照顾宝宝等。利用这些琐碎的时间进行运动，虽然这些活动每小时消耗的热量较少，但因为持续的时间较长，也能起到瘦身、控制体重的作用。

边散步边瘦身

天气晴朗的时候，新妈妈可以带着宝宝走出房间，呼吸一下室外的新鲜空气。空闲的时候，也可以自己出去就近散散步，对健康大有好处。

此外，新妈妈在走路、站立时可以尝试稍稍收紧腹部，不但腹部会趋于平坦，走姿、站姿也会优雅许多。

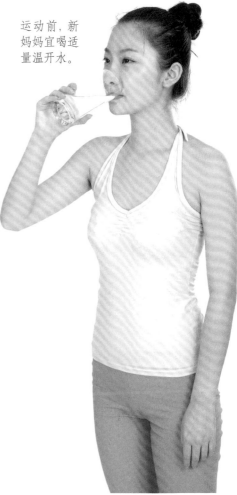

运动前，新妈妈宜喝适量温开水。

充足的睡眠，加速身材恢复

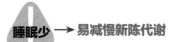
睡眠少 → 易减慢新陈代谢

对于产后瘦身来说，除了运动之外，睡眠的好坏也起着很重要的作用。因为睡眠质量直接影响着激素的分泌量，长时间、优质的睡眠可以增加激素的分泌，促进身体的新陈代谢，让脂肪快速地被分解和消耗掉。所以说，睡眠对于产后瘦身和养成易瘦体质有一定的功效。因此，新妈妈要保证充足的睡眠，这样既有充沛的精力照顾宝宝，又可以加速身体恢复，早日恢复苗条身姿。

不能只靠哺乳来瘦身

母乳喂养宝宝，有利于新妈妈控制体重。但哺乳期间，由于宝宝需要的营养量大，进而造成新妈妈吃得多，如果源源不断地进食高热量食品，超过了身体消耗，不但不能达到瘦身的目的，反而会使脂肪更多地堆积。因此，母乳喂养的新妈妈也要控制营养的摄入，不能只靠母乳喂养来减肥。

不要过早穿塑身衣

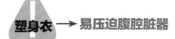
塑身衣 → 易压迫腹腔脏器

新妈妈为了产后能够恢复苗条好身材，不惜在月子期间早早地穿上塑身衣，这么做是不科学的。塑身衣不仅影响胃肠的蠕动，导致便秘，还会挤压腹部，使腹腔脏器供氧不足，损害本就虚弱的脏器。新妈妈最好在出了月子后再穿塑身衣。

瘦身小妙招

有的新妈妈平时就不爱运动，产后更是不愿意运动了。那么，不妨试试下面介绍的瘦身法。

靠墙站站就能瘦：晚饭后半小时，夹紧臀部，把整个背部紧贴在墙壁上，臀部、背部、腿部、腰部、头、脖子都尽量贴紧墙面。坚持15分钟，每天做1次，一周就可以见到效果，不仅瘦腰，而且腿、脖子、脸等部位也能变瘦。

穴位按摩轻松瘦：中医认为，人体有十二条经络和三百多个穴位，通过疏通人体经络，刺激人体相关穴位，可将体内多余脂肪从"脂肪库"里游离出来，经分解、消耗，通过大小便、汗腺排出体外，从而达到排出毒素、塑形瘦身的效果。新妈妈可以在产后空闲的时间有意识地按摩相关穴位，轻松瘦身。

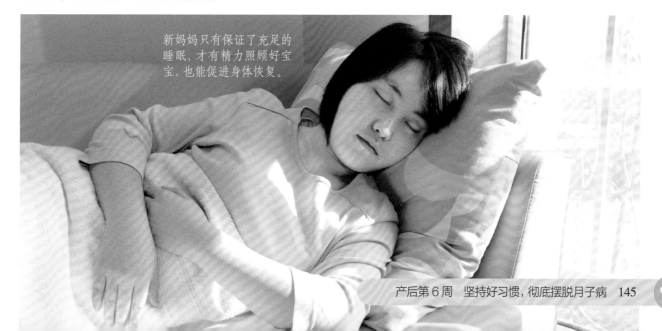
新妈妈只有保证了充足的睡眠，才有精力照顾好宝宝，也能促进身体恢复。

产后第6周饮食指导

新妈妈在这周不需大量进补，在保证营养均衡的基础上，可以开始为恢复身材做准备了。但哺乳、产后贫血、便秘的新妈妈要暂缓产后瘦身计划。

瘦身前先吃些补血、通便的食物

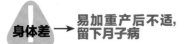

身体差 → **易加重产后不适，留下月子病**

虽然可以开始为了恢复美丽而控制体重了，但此时新妈妈仍应以身体恢复为前提，如果新妈妈有贫血、便秘等情况，一定要先调养好身体后再进行瘦身，否则会加重贫血、便秘症状，不仅影响新妈妈的恢复，严重时还会导致出现身体虚弱、痔疮等问题。所以，在瘦身前，应先增加一些有助于补血、通便的食物，如补血的菠菜、鱼、肉类、动物肝脏以及有助于润肠通便的酸奶、芹菜等食物。

不宜用大黄改善便秘

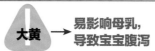

大黄 → **易影响母乳，导致宝宝腹泻**

产后有便秘困扰的新妈妈，忌用大黄及以大黄为主的清热泻下药通便，如三黄片、牛黄解毒片、牛黄上清丸等。大黄味苦，性寒，产后服用容易伤脾胃。此外，因为大黄性寒，哺乳新妈妈服用后，宝宝吮食乳汁后易引起腹泻，因此哺乳新妈妈不宜服用。另外，大黄能活血化瘀，产后新妈妈一直服用还会导致恶露不净。

最好使用刺激性不强又不会产生依赖性的缓泻剂，比如用开塞露塞肛。要注意的是，不论哪种情况，一定要在医生指导下用药。

增加膳食纤维的摄入量

膳食纤维具有排毒、通便的功效，便秘的新妈妈可以适当增加膳食纤维的摄入量。而且，新妈妈食用高膳食纤维的食物后，能够增强饱腹感，进而减少进食量，避免营养过剩、脂肪堆积等问题。因此新妈妈在平日饮食中应多摄取芹菜、南瓜、红薯与芋头这些富含膳食纤维的蔬菜。

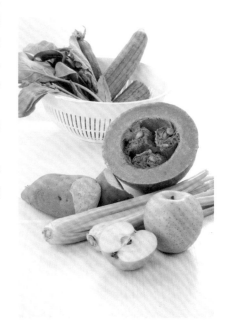

抓住黄金瘦身期，饮食重质不重量，平衡每日摄入量与消耗量，按需进补，健康瘦身。

早晨喝水，养生又瘦身

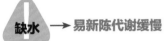 缺水 → **易新陈代谢缓慢**

新妈妈每天晨起后空腹喝一杯温开水，不仅养生还能瘦身。我们在夜晚睡觉的时候，身体在呼吸的过程中消耗了大量的水分，在早上起床后，人的身体会处于生理性的缺水状态，所以早晨及时补充水分，对身体很有好处。

另外，早晨喝温开水可以帮助排便和排尿，将身体内的代谢废物快速地清除出体外，还可以让皮肤变得更加光滑细腻。最重要的是，还能促进乳汁的分泌，让新妈妈瘦身哺乳两不误。除了温开水外，新妈妈也可以选择淡蜂蜜水、温的蔬果汁，这些都能够加速肠胃的蠕动，把新妈妈夜晚在体内积累的垃圾、毒素、代谢废物排出体外，从而达到健康瘦身的目的。

饮食重质不重量

产后第 6 周，新妈妈的主要目的是继续身体恢复和控制体重增长，所以，新妈妈要注重平衡热量的摄入量与消耗量，不暴饮暴食，避免营养过剩。同时，最好遵循高营养、低热量、低油脂的饮食原则，尽量做到不偏食、不挑食、按需进补、积极运动，以达到控制体重的目的。

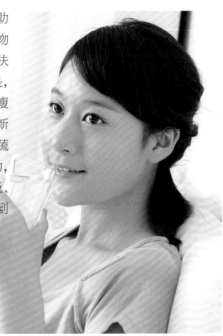

金牌月嫂有话说

选好食材，瘦身恢复都简单

月子的最后一周，很多新妈妈都开始准备瘦身了，但要记住，一定要在身体基本恢复的前提下再进行瘦身。此阶段要选择一些既能帮助新妈妈恢复身体又低热量的食物，下面就为新妈妈介绍几种食材。

苹果：苹果营养丰富，热量不高，而且是碱性食品，可增强体力和抗病能力。苹果中的果胶属于可溶性膳食纤维，可有效降低胆固醇水平，更可加快脂肪代谢。

魔芋：魔芋是一种低脂肪、低糖、低热量的食物。其富含的膳食纤维有润肠通便的作用，而且食用后有饱腹感，可减少新妈妈的摄入量，以免营养过剩造成肥胖。

糙米：糙米中富含维生素，能促进血液循环，提高人体免疫力，同时它的膳食纤维还能增加饱腹感，避免新妈妈长胖。

盲目节食不可取

产后 42 天内，不能盲目节食减肥。因为新妈妈的身体还未完全恢复到孕前的程度，加之还要担负哺育任务，此时正是需要补充营养的时候。产后强制节食，不仅会导致新妈妈身体恢复慢，严重的还有可能引发产后各种并发症。

一天只吃两顿饭并不利于瘦身

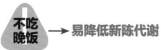

有些新妈妈在产后第 6 周为了尽快瘦身，采用一天只吃早午两餐，晚餐不吃的做法，这种做法会使身体的新陈代谢率降低，不仅达不到瘦身的目的，还会引起一些胃肠疾病。建议新妈妈每天定时定量吃饭。白天的活动量较晚上大，因此早餐和午餐可以吃得相对多一些，而晚上活动量减少，可吃得少一些。

早餐吃主食更有助于瘦身

虽然想通过控制进食量来恢复身材，但新妈妈的早餐一定要吃好。新妈妈需要在早餐中摄取人体必需的碳水化合物来维持五脏的正常运作，因此必须吃主食。新妈妈可以选择全麦面包搭配牛奶或豆浆作为早餐，不仅能够提供给身体所需的能量，还能帮助瘦身。

宜摄取可促进脂肪和糖分代谢的 B 族维生素

维生素 B_1 可以将体内多余的糖分转换为能量，维生素 B_2 可以促进脂肪的新陈代谢。一旦 B 族维生素摄取不足，不仅易导致肥胖，还会因容易疲倦而引起腰酸背痛。

富含维生素 B_1 的食物：猪肉、猪肝、黑糯米、花生、脱脂奶粉、全麦面包等。

富含维生素 B_2 的食物：猪肉、动物肝脏、鳗鱼、蘑菇、蚌蛤、茄子、木耳、茼蒿、紫菜等。

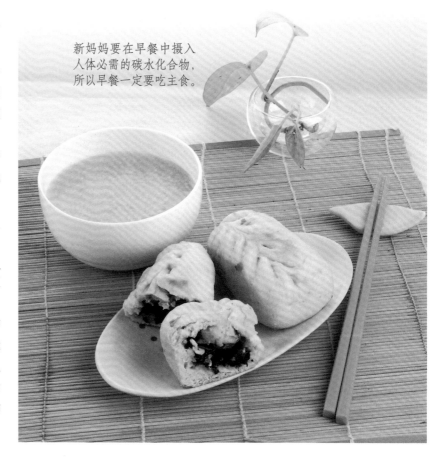

新妈妈要在早餐中摄入人体必需的碳水化合物，所以早餐一定要吃主食。

宜吃蔬果皮，瘦身又排毒

冬瓜皮、西瓜皮和黄瓜皮这三种蔬果皮，在所有蔬果皮中最具清热利湿、消脂瘦身的功效，因此可常将这三种蔬果皮加在日常饮食中。

食用西瓜皮需先刮去蜡质外皮，冬瓜皮需刮去绒毛硬质外皮，黄瓜皮可直接食用。也可将这三种蔬果皮一起焯熟，冷却后加盐和醋拌成凉菜食用。

常食糙米清肠胃

糙米属于粗粮，相比精米含有更多的膳食纤维，因此可以成为新妈妈的肠胃"清道夫"。每天都吃一顿糙米饭，可以慢慢改善便秘现象，有助于体内毒素的排出，不但对健康有益，更有助于保持身材的苗条和皮肤的干净透亮。

新妈妈如果觉得糙米不太好吃或者不好消化，就一半精米一半糙米地混着蒸煮。牙齿不好的新妈妈，可选择糙米粥来食用。

嘴馋也别吃零食

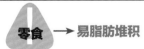

零食 → 易脂肪堆积

有些新妈妈在孕前非常喜欢吃薯片、蛋糕等小零食，孕期中因为有诸多忌口，新妈妈忍过了孕期，如今或多或少有些嘴馋，但因为大部分薯片等市售零食中含有较多的盐、

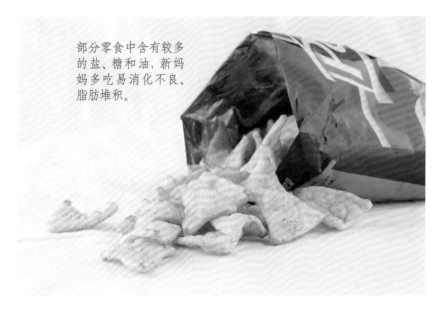

部分零食中含有较多的盐、糖和油，新妈妈多吃易消化不良、脂肪堆积。

糖和油，有些还含有大量色素，新妈妈一定要继续忍住，否则不仅会导致新妈妈消化不良、脂肪堆积，还会影响到宝宝的健康。

食用竹荪可减少脂肪堆积

竹荪洁白、细嫩、爽口，味道鲜美，营养丰富。竹荪所含多糖以半乳糖、葡萄糖、甘露糖和木糖等异多糖为主，所含的多种矿物质中，重要的有锌、铁、铜、硒等。竹荪属于碱性食物，能降低体内胆固醇，减少腹壁脂肪的堆积。新妈妈吃了既能补营养，又没有脂肪堆积的困扰。

瘦身时少吃荔枝

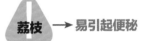

荔枝 → 易引起便秘

从西医营养学角度来说，荔枝在水果中含糖量较高，新妈妈过量食用会导致摄入过多的糖分，增加胰腺的负担，也容易导致体重超标。中医认为，荔枝属于热性水果，过量食用容易产生便秘、口舌生疮等上火症状。所以，在月子期间新妈妈不要吃太多荔枝。

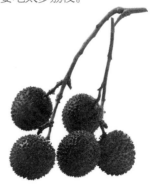

产后第6周私房月子餐

42天月子即将结束，但此时并不是可以放松的时候，新妈妈仍要科学、合理地安排饮食，使营养与消耗实现动态平衡，既要满足月子期间身体恢复的需要，还要减少热量，以达到瘦身、控制体重的目的。

西红柿山药粥

原料：西红柿1个，山药15克，山楂2个，大米50克，盐适量。

做法：

① 山药洗净，去皮切块；西红柿洗净，切块；山楂洗净，去核，切块；大米洗净，备用。

② 将大米、山药块、山楂块放入锅中，加适量水，用大火烧沸。

③ 用小火煮至呈粥状，加入西红柿块，煮10分钟，加盐调味即可。

功效：西红柿具有生津止渴、健胃消食，改善食欲等功效。山药是补益佳品，具有健脾胃的功效，对脾虚食少的新妈妈有食疗作用。

海鲜面

原料：面条50克，虾仁5只，扇贝肉、海螺肉各20克，葱段、香油、蒸鱼豉油、盐各适量。

做法：

① 将扇贝肉、海螺肉、虾仁分别洗净，切成小块。

② 香油倒入锅中烧热，将葱段炒香，之后放入切好的扇贝肉、海螺肉翻炒片刻，加适量水煮开。

③ 将虾仁放入锅中煮熟，加盐调味后盛入碗中。

④ 面条用开水煮熟，捞出放入碗里，加适量蒸鱼豉油拌匀即可。

功效：海鲜面富含蛋白质、钙、磷、铁等营养素，是新妈妈补充体力、促进恢复，又不致长胖的好选择。

海参木耳烧豆腐

原料：泡发海参30克，豆腐50克，干木耳10克，芦笋、胡萝卜、葱末、姜末、黄瓜、盐、水淀粉各适量。

做法：

① 海参、芦笋、胡萝卜、豆腐洗净切丁；木耳泡发切碎；黄瓜洗净，切片。

② 用开水将海参汆熟捞出；再焯熟芦笋丁，捞出。

③ 油锅烧热，爆香葱末、姜末，放入胡萝卜丁、海参和木耳碎翻炒。

④ 加入适量水烧沸后倒入豆腐丁、芦笋丁、黄瓜片，烧煮熟后加盐调味，用水淀粉勾芡。

功效：此菜补肾益气、填精养血，可改善产后新妈妈的贫血症状。

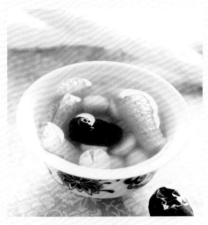

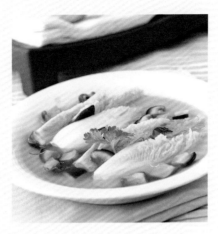

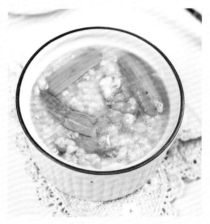

竹荪红枣茶

原料: 竹荪 50 克, 红枣 6 颗, 莲子 10 克, 冰糖适量。

做法:

① 竹荪用清水浸泡 1 小时, 至完全泡发后, 剪去两头, 洗净泥沙, 放在热水中煮 1 分钟, 捞出, 沥干水分, 切段备用。

② 莲子洗净去心; 红枣洗净。

③ 将竹荪段、莲子、红枣一起放入锅中, 加清水大火煮沸后, 转小火再煮 20 分钟。出锅前加入适量冰糖即可。

功效: 竹荪药用价值很高, 具有补肾、明目、润肺等功效, 同时它还具有明显的减肥、降血压、降胆固醇等作用。

高汤娃娃菜

原料: 娃娃菜 200 克, 高汤 200 毫升, 香菇 2 朵, 盐、香油、香菜叶各适量。

做法:

① 将娃娃菜洗净, 叶片分开; 香菇洗净, 切块。

② 高汤倒入锅中, 汤煮开后放入娃娃菜。

③ 汤再沸时, 放入香菇, 淋入香油, 煮熟后加盐调味, 撒入香菜叶即可。

功效: 娃娃菜含有较多膳食纤维, 能促进肠壁蠕动、帮助消化, 且热量很低, 给新妈妈补充营养的同时也可辅助瘦身。

丝瓜虾仁糙米粥

原料: 丝瓜 50 克, 虾仁 40 克, 糙米 60 克, 盐适量。

做法:

① 将糙米清洗后加水浸泡约 1 小时; 将糙米、虾仁洗净一同放入锅中。

② 加入 2 碗水, 用中火煮 15 分钟成粥状。

③ 丝瓜洗净, 放入已煮好的粥内, 煮六七分钟, 加少许盐调味即可。

功效: 糙米富含膳食纤维, 是新妈妈的肠道清道夫, 可预防脂肪堆积。虾仁的脂肪含量低, 新妈妈不用担心吃胖。

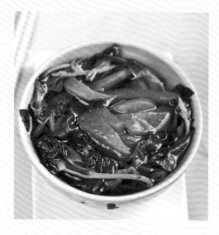

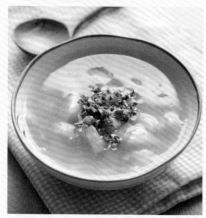

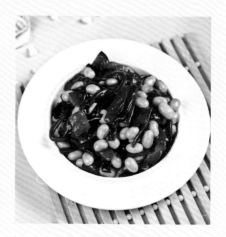

荠菜魔芋汤

原料：荠菜 150 克，魔芋 100 克，姜丝、盐各适量。

做法：

① 荠菜洗净，切段；魔芋洗净，切成条，用热水煮 2 分钟去味，沥干。

② 锅内加清水、魔芋条、姜丝一同用大火煮沸。

③ 下入荠菜段，转中火煮至食材熟软，加盐调味即可。

功效：魔芋食后有饱腹感，可减少摄入食物的总量，从而控制热量的摄入，避免脂肪堆积。另外，魔芋中特有的束水凝胶纤维，可以促进肠道的蠕动，有助于预防便秘。

红薯山楂绿豆粥

原料：红薯 100 克，山楂 10 克，绿豆粉 20 克，大米 30 克，白糖适量。

做法：

① 红薯去皮洗净，切成小块；山楂洗净，去子切末。

② 大米洗净后放入锅中，加适量清水用大火煮沸。

③ 加入红薯块煮沸，改用小火煮至粥将成，加入山楂末、绿豆粉煮沸，煮至粥熟透，加白糖即可。

功效：此粥具有清热解毒、利水消肿、去脂减肥的功效，可以帮助新妈妈产后减肥，恢复体形。

海带烧黄豆

原料：海带 80 克，黄豆、红椒丁各 30 克，盐、葱末、姜末、水淀粉、高汤、香油各适量。

做法：

① 将海带洗净，切丝；黄豆洗净，浸泡 2 小时。

② 把海带丝和黄豆分别焯透，捞出。

③ 油锅烧热，用葱末、姜末煸出香味，放入海带丝煸炒，然后加适量高汤，放入黄豆。

④ 再加入盐，小火烧至汤汁快收干时，加入红椒丁，用水淀粉勾芡，淋香油即可。

功效：海带含有一种叫硫酸多糖的物质，可降血脂，有益减肥。另外，海带含甘露醇，可缓解水肿症状。

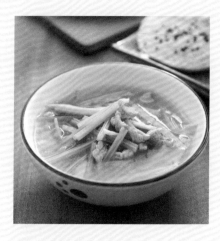

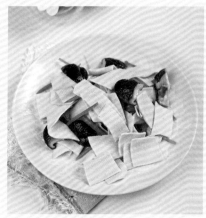

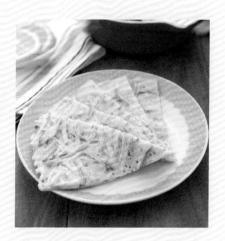

芹菜竹笋汤

原料：芹菜100克，竹笋、猪肉丝、盐、酱油、淀粉、高汤各适量。

做法：

① 芹菜洗净，切段；竹笋洗净，切丝；猪肉丝用淀粉、酱油腌约5分钟备用。

② 高汤倒入锅中煮开后，放入芹菜段、竹笋丝，煮至食材软化，再加入肉丝。

③ 待肉丝熟透后加入盐调味即可。

功效：竹笋具有低脂肪、低糖、膳食纤维含量高的特点，能促进肠道蠕动、帮助消化、缓解便秘、瘦身减肥。

炒豆皮

原料：豆皮1张，香菇、胡萝卜各20克，姜片、盐各适量。

做法：

① 香菇洗净，切块；胡萝卜洗净，切丝；豆皮洗净，切宽条。

② 油锅烧热，爆香姜片，再放入豆皮条、胡萝卜丝、香菇块，炒熟后放盐调味即可。

功效：豆皮富含蛋白质，与素菜搭配，既有助于新妈妈恢复，又不会让新妈妈摄入过多脂肪。

西葫芦饼

原料：面粉100克，西葫芦80克，鸡蛋2个，盐适量。

做法：

① 鸡蛋打散，加盐调味；西葫芦洗净，擦丝。

② 将西葫芦丝放进蛋液里，加入面粉和适量水，搅拌均匀，如果面糊稀了就加适量面粉，如果稠了就加1个鸡蛋。

③ 平底锅里放油，舀一勺面糊进去摊开，煎至两面金黄即可盛盘。

功效：西葫芦有利水消肿的食疗功效，与面粉一同做成主食，可以减少新妈妈摄入的碳水化合物，有利于新妈妈控制体重、瘦身。

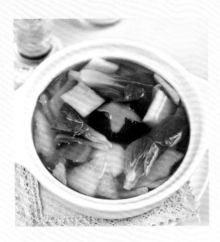

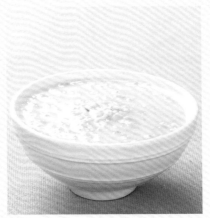

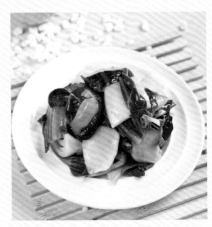

三鲜冬瓜汤

原料：冬瓜、冬笋、西红柿、油菜各50克，香菇1朵，盐适量。

做法：

① 冬瓜洗净，去皮后切片；冬笋洗净，切片；西红柿洗净，去皮，切块；香菇洗净，切十字刀；油菜洗净备用。

② 将切好的食材放入锅中，加清水煮熟，出锅前放盐调味即可。

功效：冬瓜含有多种维生素和矿物质，可调节人体的代谢平衡，加之冬瓜本身不含脂肪，热量不高，很适宜产后急于瘦身的新妈妈。

奶香麦片粥

原料：大米30克，牛奶250毫升，麦片、高汤、白糖各适量。

做法：

① 将大米洗净，加入适量水，浸泡30分钟捞出，控水。

② 高汤倒入锅中，放入大米，大火煮沸后转小火煮至米粒软烂黏稠。

③ 将稠粥放入另一个锅中，加入鲜牛奶，煮沸后加入麦片、白糖，拌匀，盛入碗中即可。

功效：麦片含有丰富的膳食纤维，能够促进肠道消化，更好地帮助身体吸收营养物质。膳食纤维还能帮助哺乳新妈妈代谢糖、脂肪、蛋白质，并令人食后有饱腹感，减少能量的过多摄入。

冬笋香菇扒油菜

原料：油菜40克，冬笋、香菇各30克，葱花、盐各适量。

做法：

① 油菜去老叶，洗净，切段；香菇洗净，切块；冬笋切片，开水焯烫，去除草酸。

② 油锅烧热，放入葱花爆香，下入冬笋片、香菇块煸炒，倒入少量清水烧制。

③ 待汤汁收干，放入油菜段，大火炒熟，最后加盐调味即可。

功效：这道素菜中富含维生素、膳食纤维、钙、磷、铁等营养素，油脂、热量却很少，既可为新妈妈提供所需营养，又能预防肥胖。

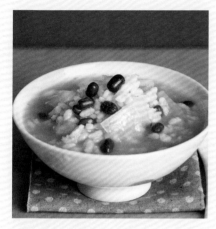
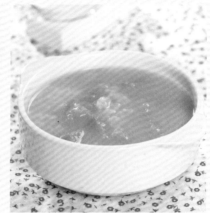
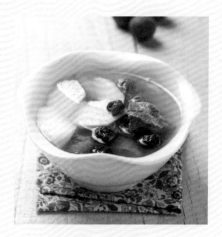

红豆冬瓜粥

原料：大米30克,红豆20克,冬瓜、白糖各适量。

做法：

① 红豆和大米洗净,泡发;冬瓜去皮,切片。

② 在锅中加适量清水,用大火烧沸后,放入红豆和大米,煮至红豆开裂,加入冬瓜片同煮。

③ 熬至冬瓜片呈透明状,加白糖即可。

功效：红豆有清心养神、健脾益肾的功效,还含有较多的膳食纤维,具有良好的润肠通便、降血压、降血脂、调节血糖、解毒抗癌、预防结石、健美减肥的作用。

薏米南瓜浓汤

原料：薏米20克,南瓜100克,洋葱、黄油、盐各适量。

做法：

① 薏米洗净,泡软,放入榨汁机中打成薏米泥;南瓜、洋葱切丁。

② 将黄油放入锅中融化后,加入洋葱丁炒香,之后放入南瓜丁,加适量水煮透,一并倒入榨汁机中,打成泥状。

③ 将薏米泥倒入锅中用大火煮沸后,改用小火,煮至化成浓汤状后,加盐调味,盛入碗中,再倒入洋葱南瓜泥拌匀即可。

功效：薏米含有多种维生素和矿物质,有促进新陈代谢、减轻胃肠负担的作用,可让新妈妈身体更快恢复。

山药炖排骨

原料：猪小排500克,山药300克,米酒、盐、姜片、冰糖、枸杞子、桂圆肉各适量。

做法：

① 山药去皮,切成厚片。

② 将猪小排用热水焯烫,洗净,放入锅中加水煮20分钟后加入山药片,并加入米酒、姜片、冰糖、枸杞子、桂圆肉。

③ 再以中火继续熬煮15分钟,加盐调味即可。

功效：山药和排骨一同食用,能增加饱腹感,也有利于营养吸收,是新妈妈产后理想的控制体重、补充体力的食材。

月嫂有问必答

产后检查一定要做吗

有些新妈妈忙于照顾宝宝，往往忘记或者忽视了产后的检查，这是不对的。产后42天的健康检查可以让医生了解新妈妈的恢复情况，了解全身和盆腔器官的恢复情况，及时发现异常，防止后遗症。一些新妈妈因初为人母，忙得头昏脑涨，抽不出时间做产后检查，这样忽略自己的身体健康可不行。万一病了，不仅不能继续照顾宝宝，也易遗留月子病。所以，无论如何都不可忽略产后检查。

哺乳

哺乳期就只能胖着吗

本周新妈妈可以为瘦身做准备，但哺乳新妈妈还要照顾到宝宝的营养，因此不宜过早开始减肥瘦身，也不要刻意瘦身，最好是在增加营养的同时，少食用高脂肪、高碳水化合物且不易消化的食物，多吃一些高蛋白质、低脂肪，且能减少脂肪堆积的食物，如竹荪、冬瓜等。此外，坚持哺乳有助于平衡热量、控制体重，哺乳新妈妈等到断奶后再结合运动瘦身吧。

腹部松弛

月子都快结束了，为什么肚子还那么大呢

产后腹壁松弛是普遍现象，随着时间推移，待产后复查时就会缩小很多，但要恢复到未怀孕时的样子，除了注意调整饮食结构外，还需在盆底肌肉力量恢复后（剖宫产新妈妈需要等伤口完全长好后再进行）加强腹肌的锻炼，紧致腹直肌。

另外，适度的按摩可以帮助新妈妈加速腰腹脂肪的燃烧，下面就为新妈妈介绍一个按摩方法：

1. 以肚脐为中心，在腹部打一个问号，沿问号按摩，先右侧，后左侧，每侧各按摩30~50下，每天按摩1次。

2. 双手伸直，互相交叠摆在肚脐上，大拇指交叉，掌心对准肚脐，右手在下。稍稍吸气后收小腹，双手顺时针揉圈，摩擦时会感觉到手掌和腹部微热。

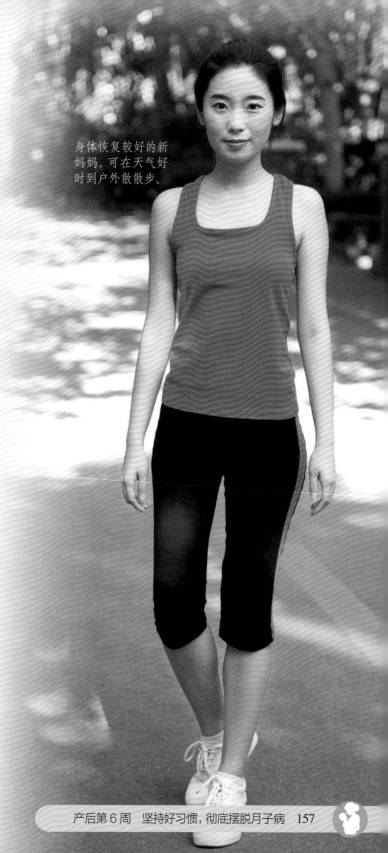

身体恢复较好的新妈妈，可在天气好时到户外散散步。

能用减肥药、减肥茶瘦身吗

减肥药

新妈妈千万不要因为急于瘦身，就盲目地吃减肥药、喝减肥茶，这样会对身体恢复不利。减肥药主要是通过增加排泄量，从而达到减肥的目的。减肥药的某些成分会随着乳汁进入到宝宝体内，危害宝宝的健康。即便是不哺乳的新妈妈，减肥药中的成分也不适合身体较为虚弱的新妈妈食用。所以，新妈妈不可盲目、自行吃减肥药瘦身。

运动不剧烈能瘦身吗

运动

很多新妈妈在孕前就尝试过减肥，例如进行跑步、跳绳等挥汗如雨的高强度运动。但在月子中的新妈妈因为身体还未完全恢复，不能进行剧烈运动，那么就没法瘦身了吗？

其实不然，新妈妈在本周应将瘦身重点放在控制热量摄入、增强新陈代谢、控制体重增长上。而每天坚持散步、经常站起来走走就能帮助新妈妈达到本周管理体重的目的，而且对身体的伤害较小。这是因为长时间坐着，会抑制分解脂肪的酶发挥作用，促使脂肪堆积，因而导致肥胖。新妈妈可以每天饭后站 15 分钟再坐下，或者看电视时起身走动走动，都能有效加快脂肪燃烧。

附录 产后恢复操

产后适当的运动可以预防和减轻因分娩造成的身体不适及器官功能失调，促进产后各器官恢复，还有助于恢复以往健美的体形。下面介绍一些产后健美瘦身操，新妈妈可根据自己的身体情况，逐渐增加运动量，以不疲劳为限。

胸式呼吸

❶ 身体放松，用比较舒服的姿势仰卧平躺在床上。膝盖弯曲，脚心向下。❷ 双手轻轻地放在胸口。❸ 慢慢地做深呼吸。随着胸部的起伏，吸气的时候双手自然离开，呼气的时候还原。每隔两三小时做五六次。

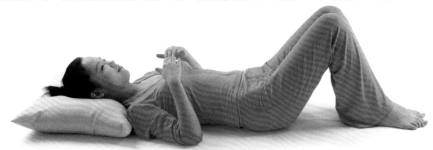

腹式呼吸

❶ 身体放松，仰卧平躺在床上。膝盖弯曲，脚心向下。❷ 双手轻轻地放在肚子上，做深呼吸。呼吸的时候，手很放松地放在肚子上，以肚子感觉到手的自然重量为宜。❸ 吸气让肚子鼓起来，屏住呼吸一会儿，再慢慢地呼气，使肚子瘪下去。每隔两三小时做五六次。

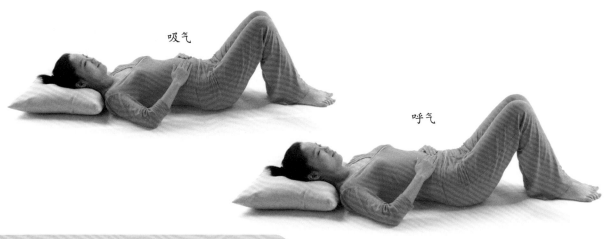

吸气

呼气

手指运动

❶ 伸直手臂，握拳。❷ 把手张开，五指尽量外张。每日做 10 次，每次 20 下左右。

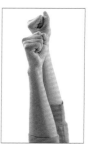
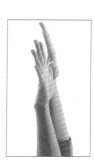

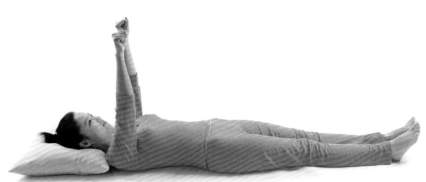

扭动骨盆运动

❶ 仰卧，双膝弯曲，脚心平放在床上，手掌平放在两侧。❷ 双腿并拢向左侧倾斜，呼吸一次，再向右侧倾斜，呼吸一次。左右各做 5 下为 1 组，每日早、晚各做 1 组。

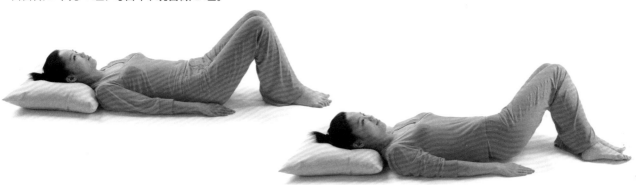

脚部运动

❶ 仰卧，双腿并拢，一只脚稍抬起，轻轻地敲另一只脚两三次。❷ 换脚，再做两三次。❸ 再绷紧脚部向前伸，坚持一两秒，再慢慢地放松，恢复原状。每个动作各做 5 下为 1 组，每日早、晚各做 1 组。

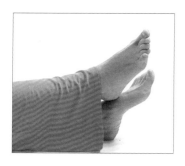
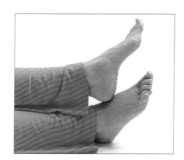
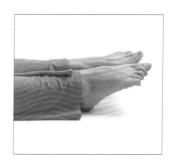

图书在版编目(CIP)数据

金牌月嫂教你远离月子病 / 张素英主编 . — 北京:中国轻工业出版社,
2018.4

ISBN 978-7-5184-1826-8

Ⅰ . ①金… Ⅱ . ①张… Ⅲ . ①产褥病－防治 Ⅳ . ① R714.6

中国版本图书馆 CIP 数据核字 (2018) 第 036930 号

责任编辑:高惠京　　责任终审:劳国强　　版式设计:小　雪
策划编辑:龙志丹　　责任校对:李　靖　　责任监印:张京华

出版发行:中国轻工业出版社(北京东长安街 6 号,邮编:100740)
印　　刷:北京博海升彩色印刷有限公司
经　　销:各地新华书店
版　　次:2018 年 4 月第 1 版第 1 次印刷
开　　本:889×1194　1/20 印张:8
字　　数:200 千字
书　　号:ISBN 978-7-5184-1826-8　定价:49.80 元
邮购电话:010-65241695 传真:65128352
发行电话:010-85119835 85119793　传真:85113293
网　　址:http://www.chlip.com.cn
E-mail:club@chlip.com.cn
如发现图书残缺请直接与我社邮购联系调换
171339S3X101ZBW